公衆栄養学臨地実習

改訂3版

レポートBOOK

大阪公立大学大学院生活科学研究科　　准教授　　矢澤彩香

大手前大学健康栄養学部管理栄養学科　准教授　　大西智美　編

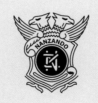

南 山 堂

執筆者一覧

編　集

矢 澤 彩 香　　　大阪公立大学大学院 生活科学研究科 准教授
大 西 智 美　　　大手前大学 健康栄養学部 管理栄養学科 准教授

執　筆

池 上 益 世　　　大阪青山大学 健康科学部 健康栄養学科 准教授
江上ひとみ　　　梅花女子大学 食文化学部 管理栄養学科 教授
大 西 智 美　　　大手前大学 健康栄養学部 管理栄養学科 准教授
岡 本 尚 子　　　大阪樟蔭女子大学 健康栄養学部 健康栄養学科 講師
金 岡 有 奈　　　羽衣国際大学 人間生活学部 食物栄養学科 准教授
木 村 明 美　　　大阪樟蔭女子大学 健康栄養学部 健康栄養学科 准教授
黒 川 通 典　　　摂南大学 農学部 食品栄養学科 教授
髙 井 玲 子　　　相愛大学 人間発達学部 発達栄養学科 講師
中 村 清 美　　　千里金蘭大学 生活科学部 食物栄養学科 准教授
西 村 節 子　　　関西福祉科学大学 健康福祉学部 福祉栄養学科 教授
矢 澤 彩 香　　　大阪公立大学大学院 生活科学研究科 准教授
由 田 克 士　　　大阪公立大学大学院 生活科学研究科 教授
鷲 津 雅 三　　　相愛大学 人間発達学部 発達栄養学科 講師

（50 音順）

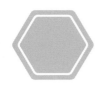

3版の序

　本書は，刊行以来，大阪府内の管理栄養士養成校を中心にご使用いただいてきました．2版改訂後の2020年には，日本国内において最初の新型コロナウイルス感染者が確認され，以降，感染症の拡大に伴い私たちの生活は大きく変化しました．大学も例外ではなく，休講や授業のオンライン化，課外活動の制限など，さまざまな影響を受けました．その一方で，保健所の活動や公衆衛生活動への認識は高まったことと思います．

　今回の改訂では，現場で活躍中の管理栄養士の皆様からも多数ご意見をいただき，より現況に即した内容になるよう「保健所・保健センター業務と実習の実際」の部分を刷新しました．また，各実習先での課題に柔軟に対応できるよう事前課題の様式を変更し，各種法律や栄養素等摂取量の推移などについても新しい情報に差し替えました．さらに，本書にはワークブックとしての機能と教科書の機能の両方が含まれることから，書名を「公衆栄養学臨地実習 学外編」から「公衆栄養学臨地実習レポートBOOK」に改題しました．

　ご使用いただき，お気づきの点がございましたらご意見をいただければ幸いです．

　最後に，改訂に際しまして大変お世話になりました南山堂，中尾真由美姉，ならびに貴重なご意見を賜りました先生方に心より感謝申し上げます．

2023年2月

編者　矢澤彩香　大西智美

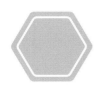

初版の序

　わが国は急速な人口高齢化の進展に伴い，がん，虚血性心疾患，脳血管疾患などの生活習慣病が増加し，それによる死亡は全死亡の約6割を占めるまでになりました．管理栄養士は，そもそも生活習慣病発症の大きな要因である食生活を支援する重要な役割を担いながらも，その役割を十分発揮する機会に恵まれず，長い間評価されない専門職であったと思います．

　しかしながら，不適切な食生活や生活習慣による生活習慣病の増加だけでなく，子どもの肥満や高齢者における低栄養問題など，さまざまな健康・栄養問題が急増し，その結果として医療費が膨張し続けている現在，食生活を支援する管理栄養士が存分に力を発揮できる場面がようやく訪れました．また，それと同時に，管理栄養士は期待に応えるために，栄養に関する広範囲な知識を豊富に持ち，栄養を中心とした疾病予防のための技術を十分に駆使することを強く求められているのです．

　このような社会状況の中で，管理栄養士養成課程の教育目標には，栄養と健康に関する課題に取組む実践能力の育成を掲げており，その目標を達成する科目として「公衆栄養学」が配置されています．公衆栄養学は，実践能力育成のため，講義から始まり学内実習，保健所・保健センターなどにおける学外実習へと，知識の習得から臨地での実践まで一連の科目構成となっています．

　本実習書は，実践能力育成の仕上げともいえる臨地において，円滑にかつ効果的に実習を遂行できるよう，主たる実習内容，詳細な注意事項，綿密な事前学習を含んでおり，2009年に発刊した「公衆栄養学実習　学内編」に続くものとなっています．

　さらに，今回の実習書の企画は，「学内の実習」，「学外の実習」の分担と連携を十分に検討し，いわゆる「横」の連携強化から，「縦」の連携強化を図ったものとなっています．管理栄養士養成教育において，授業科目間の分担，いわゆる「横」の連携強化はよく論議されていますが，一連の科目における「学内の実習」，「学外の実習」の分担，すなわち「縦」の連携強化に重点をおいた本実習書は，画期的な試みであると自負しています．

　最後に，本書の刊行に当たり，南山堂伊藤美由紀姉，本山麻美子姉にひとかたならぬご尽力を頂戴しましたことをここに深く感謝申し上げます．

　発刊後も，読者の方からの貴重なご意見を賜り，本書のさらなる充実を図ることができれば幸いです．

2010年2月

編者　今木雅英

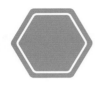

目次

別冊【実習ワークシート】

（＊この別冊は取りはずし可能です）

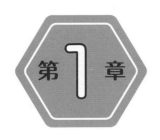

公衆栄養学実習における学外実習の基本的な考え方と目的

1 基本的な考え方

　公衆栄養学は，図1-1に示す「利用するための学問」領域のなかで，人間集団をおもな対象として，疾病の1次予防を主目的とした学問です．さらに公衆栄養学は，科学であると同時に実践活動を伴い，これは行動科学や食環境などの学際的接近が求められます．また，地域や職域などの健康・栄養問題とそれを取り巻く自然，社会，経済，文化的要因に関する情報を収集・分析し，それらを総合的に評価・判定する能力を養うことが望まれています．

　近年，わが国の保健・医療・福祉・介護の分野において，生活習慣病の予防と治療はきわめて重要な位置を占めており，栄養面からのアプローチが不可欠です．特に，対象者に対する栄養指導には，栄養評価・判定に基づく高度な専門知識や技能が必要であることが示され，その中心的な役割を担うのが管理栄養士です．

　管理栄養士は，医療分野においては入院栄養管理実施加算や栄養指導への取り組み，NST（nutritional support team）への参加，福祉・介護分野では栄養ケア・マネジメントの実施，さらに保健分野においては2008年

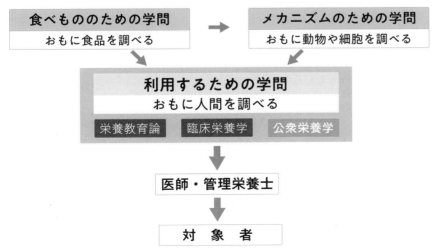

図1-1　栄養学における公衆栄養学の位置づけ

MEMO

から特定健康診査・特定保健指導に参画することになりました．このように，管理栄養士は疾病の1次予防である「保健」，2次予防としての「医療」，3次予防としての「福祉」，「介護」において，対人業務中心の高度な知識や技術が必要とされる栄養問題に取り組むことになったのです．この中で，公衆栄養学実習のおもな目的は，「保健」の部分の栄養マジメントを遂行するためのスキルを習得することです．このため，管理栄養士養成課程のカリキュラムにおいては，公衆栄養学の講義，学内実習および臨地実習より最低6単位以上の履修が必要とされています．本書は，この中の臨地実習に関して，より効果的に学習効果を上げるための手引き書として作成されたものです．

新たな管理栄養士カリキュラムにおいては，「実践活動の場での課題発見，問題解決を通して，栄養評価・判定に基づく適切なマネジメントを行うために必要とされる専門的知識及び技術の統合を図り，管理栄養士として具備すべき知識及び技能を習得させる」と教育目標が示されており，「臨地実習」は管理栄養士の実践科目として重要な位置を占めています（図1-2）．

地域住民の健康づくり及び栄養・食生活の改善を担う管理栄養士の養成

臨地実習（公衆栄養学）

↑

保健所・保健センター

↕

「**公衆栄養学**」においては，地域や職域等における保健・医療・福祉・介護システムの栄養関連サービスに関するプログラムの作成・実施・評価を総合的にマネジメントする能力を養う

課題発見（気づき）・問題解決

●**実習施設での気づき**

・地方公共団体（県・特別区・市町村）や国単位で健康・栄養問題を考えることの必要性に気づく．

・健康・栄養調査結果などの各種調査結果を収集・整理し，総合的な分析による地域診断の必要性と難しさについて気づく．

・高齢化の一層の進展に伴い，在宅療養者など食の問題を抱え，様々な栄養関連サービスを必要とする人が多いことに気づく．

・保健・医療・福祉及び介護領域などのほか，農政，産業振興，環境保全などの多領域と有機的かつ効果的な仕組みづくりを進めることの必要性に気づく．

・住民の主体的な参加の重要性と難しさに気づく．

・地域診断の結果から地域の優先的な健康・栄養課題を明確にし，課題の解決に向け，計画の立案・実施・評価のマネジメントサイクルに基づき施策を推進することの重要性に気づく．

専門的知識と技術の統合

●**養成施設で習得した様々な知識や技術を使う・観察する**

・法律に基づいて地方公共団体では健康・栄養行政における様々な施策が実施されていることを知る．

・保健師等の他職種との連携や組織内での管理栄養士の立場と役割について体験する．

・住民への栄養・食生活の改善に関連する様々なサービス事業を体験する．

・事業計画の立案・実施・評価に関するマネジメントサイクルのシミュレーションを体験する．

・「健康日本21」「食育基本計画」等の国の施策が，地方公共団体でどのように計画，施策化，実践されているのか学ぶ．

・地域における行政栄養士による健康づくり及び栄養・食生活の改善の基本指針を踏まえ，地方公共団体が行っている具体的な施策の基本指針での位置づけと必要性について学ぶ．

（右端縦書き）実習科目｜実習施設｜最終目標｜具体的な教育内容 学習目標（知識・態度・スキル）／行動目標

図1-2　管理栄養士養成課程における臨地実習の位置づけ

（公社）日本栄養士会，（一社）全国栄養士養成施設協会 編：臨地実習及び校外実習の実際（2014年版）. p.37, 2014〈https://www.dietitian.or.jp/assets/data/learn/marterial/h26rinchi-ma00all.pdf〉.

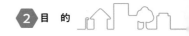

管理栄養士業務は，「モノ」中心の業務から「人」中心の業務に転換を図ろうとしています．すなわち，従来の献立・食品，栄養成分を取り扱うことを中心とした業務から，実際に生活し，人間の自立した食生活や健康を維持するための栄養ケアを支援する業務への転換を図ろうとするところに重点が置かれており，臨地実習はその実践能力を身につけるための重要な役割を果たすものです．

「公衆栄養学」の臨地実習では，地域保健活動を推進するために専門的・技術的な業務を行っている保健所，あるいは一般的な栄養指導・保健指導業務を行っている市町村保健センターの実習を通して，地域住民の健康を保持・増進する方法について履修します．

2 目 的 （表1-1）

臨地実習の目的は「学生が市民に提供する各分野の保健サービスを通じて，公衆衛生活動の実践を体験するとともに，地域住民への予防的アプローチや関係機関等との連携・協働を通して，医療と保健との連続性と連携の重要性を理解し，将来の活動の場である地域保健領域において実践・連携できる人材となるよう育成を図り，もって，公衆衛生の向上・地域保健対策の推進に寄与することを目的とする」とあります．

公衆栄養活動を推進する機関は，都道府県，地域保健法に基づく保健所を設置する市，特別区，市町村であり，中心となって活動しているのは，これらの機関に所属する行政栄養士です．しかし，公衆栄養活動は行政栄養士だけで推進することは困難で，保健師や歯科衛生士などの保健専門技術職員や行政職のスタッフなど，管理栄養士以外の職種の人々との職域を越えた横断的な取組みにより，活動を行う必要があります．

公衆栄養学の臨地実習では，上に述べた公衆栄養活動を実際の現場で業務の一部に参加することにより，まず地域の現状把握，問題の抽出，分析について根拠に基づくアセスメントを行い，計画（Plan），実施（Do），評価（Check），改善（Action）のマネジメントサイクル（PDCAサイクル）の方法を体験して，行政栄養士の業務を理解することを目的としています．それと同時に，都道府県，保健所を設置する市，特別区の行政栄養士と市町村の管理栄養士，本庁の管理栄養士の業務の違いを認識して，行政栄養士の果たすべき任務と役割を全般的に理解することを目的とします．

MEMO

表 1-1　地域活動における必要な技術項目

項　　目		細項目	技　　術
基礎的技術	地域診断	事前の状況把握	社会・経済の情勢の変化を把握する技術 ニーズ・情勢を正確に把握する技術
		関係分析	対象事例の問題と地域の課題を関連させる技術 関係者（機関）の実態を把握する技術 関係者（機関）を評価する技術 関係者（機関）の支援力を評価する技術 関係性の中にある問題点を引き出す技術
		問題分析	実態調査を企画，実施する技術 地域の実態を分析する技術 情報を統合する技術 潜在的な問題を把握する技術
		情報管理	情報収集・処理の技術 資料作成の技術 情報の管理技術 情報の伝達技術
応用・発展的技術	エンパワーメント	エンパワーメント	地域住民の支援力を評価する技術 関係者（機関）を支援する技術 関係者（機関）による支援の効果・限界を見極める技術 住民，関係者もエンパワーメントする技術
	関係の構築	傾聴・面接技術	話しやすい関係をつくる技術 共感して聞き，信頼関係を構築する技術
		参加に向けた働きかけ	キーパーソンを選定し，問題を提起する技術 見通しを持って対象者に参加を働きかける技術 関係者（機関）に働きかけをする技術
	施設内外との 共有・合意	場の設定	雰囲気づくりを含めた場を設定する技術 円滑な話し合いを進める技術
		プレゼンテーション	課題と対策を相手に合わせて説明する技術 地域で支え，解決することを説明する技術
	協力・協働活動	合意に向けた働きかけ	問題を共有する技術 資料をもとに合意形成を推進する技術 支援・協力を依頼する技術
		説　得	交渉する相手を見極める技術 説得する技術
		協力・協働	主体的な参加を促す技術 関係者（機関）と協働する技術 協働のためのシステムをつくる技術
企画・施策技術	システム・ 事業の運営	企　画	会議・事業を企画する技術 事業や活動の内容を開発する技術
		運　営	関係者（機関）と協働する技術 会議・事業などを運営する技術 自主的な活動を側面的に支援する技術 活動を評価し，次の課題を明確にする技術
	企画・施策	決定・方向づけ	「あるべき姿」を描ける技術 方針を決定する技術 戦略的に働きかける技術
		企　画	ニーズを反映した活動・事業を企画する技術 関係者（機関）が活動を企画するための素材を提供する技術

平野かよ子：地域特性に応じた保健活動—地域診断から活動計画・評価への協働した取り組み—，ライフ・サイエンス・センター，2004 より一部改変．

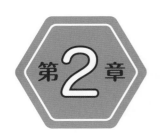

第2章 保健所・保健センター業務と実習の概要

MEMO

　公衆栄養学臨地実習では，第一に，保健所・市町村保健センターなどの果たす役割や業務を理解する必要があります（表2-1）．第二に，その地域における健康・栄養問題を取り扱うさまざまな情報を収集・分析し，それらを総合的に評価・判定することが重要です．さらに，対象者に応じた適切な健康関連サービスの提供に関するプログラムの作成・実施・評価の過程を通じて，総合的なマネジメントに必要な事項を実際的に学習します．図2-1には具体的な教育目標を示しています．

　管理栄養士養成施設の学生は，おもに保健所と市町村の保健センターなどで実習を実施しています．それぞれ，その役割が異なっており，そのため実習内容にも差異がありますが，次ページ以降の内容について，管理栄養士を中心とした実習指導者より実践的な指導を受けます．

表2-1　保健所・市町村保健センターの比較表

区　分	保　健　所	市町村保健センター
設置主体	都道府県・政令指定都市・中核市・保健所政令市・特別区	市町村
おもな機能	広域的・専門的・技術的拠点としての機能	住民に身近な保健と福祉の総合的機能
おもな事業	栄養改善指導 感染症対策 食品衛生 環境衛生 医　事 薬　事 精神保健（専門的領域） 障害児（者）の専門的相談・支援 難病患者の専門的相談・支援 試験検査 市町村との連絡・調整 市町村への技術的支援	妊産婦・新生児の訪問指導 母子健康手帳の交付 妊産婦健康診査 乳幼児健康診査 一般的栄養指導 健康増進事業 精神保健福祉相談
おもな職員	医師・薬剤師・獣医師・保健師・診療放射線技師・臨床検査技師・管理栄養士・精神保健福祉相談員・ケースワーカーなど	保健師・管理栄養士など

教育目標　地域や職域などにおける保健・医療・福祉・介護システムの栄養関連サービスに関する
プログラムの作成・実施・評価を総合的にマネジメントする能力を養う

地域や職域などの健康・栄養問題とそれを取り巻く自然，社会，経済，文化的要因に関する情報を収集・分析し，それらを総合的に評価・判定する能力を養う

保健・医療・福祉・介護システムの中で，栄養上のハイリスク集団の特定とともに，あらゆる健康・栄養状態の者に対する適切な栄養関連サービスを提供するプログラムの作成・実施・評価の総合的なマネジメントに必要な理論と方法を修得する

各種サービスやプログラムの調整，人的資源など社会資源の活用，栄養情報の管理，コミュニケーションの管理などの仕組みについて理解する

臨地実習　保健所，保健センターなどの実践活動の場での課題発見・解決を通して，栄養評価・判定に
基づく適切なマネジメントを行うために必要とされる専門的知識および技術の統合を図る

**実践活動の場での
課題発見・問題解決**

・市町村や国単位の栄養問題
・栄養調査などの調査による情報分析の必要性と困難性
・独居老人や在宅療養者などの食に関する問題点と栄養関連サービス
・保健・医療・福祉などの仕組みを知る必要性
・住民参加の重要性と困難性
・地域の栄養行政に関する企画・実施・評価を通じたマネジメントの重要性

**適切なマネジメントを行うための
専門的な知識や技術の統合**

・「健康日本 21（第二次）」など国の施策の地方自治体での実践
・法律に基づいて実施されているさまざまな地方栄養行政
・保健師などの他職種との連携
・住民への栄養関連サービス
・事業の企画・立案・実施に関して，模擬トレーニングの体験

図 2-1　公衆栄養学臨地実習の教育目標

MEMO

① 保健所・保健センターの役割

　保健所は地域保健法第 5 条，保健センターは同第 18 条に基づいて設置されています．また，同第 4 条に規定される「地域保健対策の推進に関する基本的な指針」に基づき，少子高齢化や生活スタイルの変化，非感染性疾患の増加，新興・再興感染症の感染拡大などに対応し，住民の健康保持・増進ならびに安心して暮らせる地域社会の実現を目指した地域保健対策を総合的に推進しています．

　栄養士・管理栄養士は，「地域における行政栄養士による健康づくり及び栄養・食生活の改善の基本指針」に基づき，健康づくりおよび栄養・食生活の改善に関する施策の充実および推進に取り組んでいます．

2 保健所の業務

1）企画調整に関する業務

①保健所事業の企画立案，計画策定，総合調整
②保健・福祉・医療に係る計画策定・総合調整，研修・人材育成
③保健・福祉・医療に係る情報収集，調査，分析
④地域ケアシステムの推進
⑤市町村，関係団体との調整

2）医事に関する業務

①病院，診療所，助産所，歯科技工所，施術所の開設等の手続，立入検査
②医師，歯科医師，保健師，助産師，看護師，薬剤師等医療従事者の免許手続
③医療相談

3）健康づくりに関する業務

①健康増進計画の推進，市町村等への支援
②たばこ対策，受動喫煙防止対策関係の相談・指導
③健康増進事業の推進・支援
④食育・食環境づくりの推進
⑤地域保健・職域保健の連携推進
⑥病院，介護老人保健施設，事業所等の特定給食施設等に対する指導
⑦地区組織の育成

4）健康危機管理に関する業務

危機管理に関する訓練の実施，会議の開催

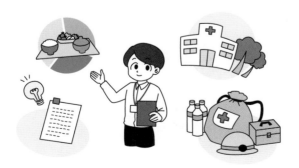

MEMO

5）環境衛生に関する業務

①旅館，興行場，公衆浴場，プール等の営業許可申請受付
②理容・美容所，クリーニング所の開設届，指導
③温泉の許可申請
④建築物衛生管理業および浄化槽保守点検業者の登録手続き
⑤浄化槽の維持管理指導
⑥ダニ・ゴキブリ等の衛生害虫に関する相談
⑦シックハウスなど住まいに関する相談

6）食品衛生に関する業務

①食品関係施設の営業許可，監視指導
②衛生指導検査のための食品等の採取
③食品衛生に関する啓発，相談
④食中毒等の調査

7）薬事に関する業務

①薬局・医薬品販売業，医薬品製造販売業の許可
②毒物劇物の販売・製造の登録
③麻薬等の免許
④許可施設等の立入検査
⑤シンナー・覚せい剤など薬物乱用防止の啓発
⑥献血推進事業
⑦医薬品，医療機器に関する相談

8）検査に関する業務

①腸内細菌検査（赤痢菌，チフス菌，腸管出血性大腸菌 O 157 等）
②レジオネラ属菌，クリプトスポリジウム原虫検査
③水質検査（水道水，井戸水，遊泳場水，浴槽水等）
④蟯虫卵検査

9）母子保健に関する業務

①身体障がい児・小児慢性特定疾病児等に対する専門的な支援・相談
②小児慢性特定疾病の医療費助成
③関係機関と連携した乳幼児虐待防止対策の推進
④不妊に悩む方への特定治療支援

10）難病に関する業務

①難病に係る医療費助成

②特定疾患医療費公費負担

③在宅難病患者に対する専門的な支援・相談

④療養生活，医療・福祉に関する講演会の開催や患者・家族交流会の開催・支援

⑤医師・保健師・管理栄養士・理学療法士等専門職による訪問相談

11）結核・感染症に関する業務

①結核予防，結核患者・家族等への相談支援，検診，医療費公費負担

②新型コロナウイルス感染症対応

③ HIV／AIDS の相談，検査，性感染症予防啓発

④肝炎対策

⑤感染症対策，感染症患者への相談・疫学調査等

12）精神保健福祉に関する業務

①こころの健康づくり対策

②精神疾患に関する知識の普及啓発

③こころの健康相談，医療に関する相談

④精神科病院への実地指導

⑤地域における精神保健福祉関係団体への支援

13）放射線業務

接触者健康診断におけるエックス線撮影

14）各種調査

人口動態調査，国民生活基礎調査，国民健康・栄養調査等

15）その他の業務

①原爆被爆者健康診断，被爆者健康手帳の交付等

②骨髄バンクの推進

MEMO

❸ 市町村保健センターの業務

1）母子保健

①妊産婦健康診査

②乳幼児健康診査（乳児健康診査，1歳6カ月児健康診査，3歳児健康診査）

③訪問指導（新生児・未熟児・妊産婦）　など

2）成人保健

①健康教育・健康相談

②訪問指導

③特定健康診査・特定保健指導

④がん検診

⑤骨粗鬆症検診

⑥歯周病疾患検査

⑦肝炎ウイルス検診　など

3）高齢者保健

介護予防との連携事業　など

4）栄養の改善

①妊産婦，乳児，幼児対象の栄養摂取に関する支援

②上記1）〜3）に係る栄養相談・指導等

5）地区組織活動の養成と育成

市町村食生活改善推員協議会の育成

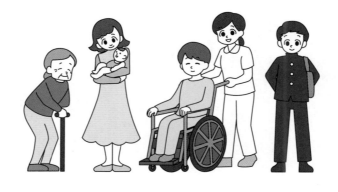

4 栄養関係業務について

1) 関連法令等

①健康増進法
②栄養士法
③食育基本法
④食品表示法
⑤地域保健法
⑥母子保健法
⑦児童福祉法　など

2) 関係計画等

①健康日本 21（第二次）
②第 4 次食育推進基本計画
③食生活指針
④健やか親子 21（第二次）
⑤日本人の食事摂取基準（2020 年版）
⑥日本食品標準成分表 2020 年版（八訂）

3) 保健所・保健センターにおける業務内容

①保健所における業務
　ⅰ）食育推進
　ⅱ）食環境整備
　ⅲ）特定給食施設等指導
　ⅳ）食品表示（栄養関係）等指導
　ⅴ）市町村支援
　ⅵ）人材育成
　ⅶ）専門的な栄養・食生活支援
　ⅷ）健康危機管理時の栄養・食生活支援
　ⅸ）調査研究（国民健康・栄養調査等）
　ⅹ）管理栄養士等養成施設学生の指導 等
②市町村保健センターにおける業務
　ⅰ）母子保健における栄養指導
　ⅱ）特定健康診査・特定保健指導
　ⅲ）介護予防事業
　ⅳ）地区組織の育成

MEMO

5 実習概要

1）保健所における実習カリキュラム（表 2-2）

①組織体制・管内の現状

②公衆衛生行政の概要（保健所の役割）

③管理栄養士の業務の概要，関連法規（法的根拠）

④健康・栄養課題の明確化と PDCA サイクル

　ⅰ）地域における実態把握，分析，課題の明確化

　ⅱ）課題の解決に向けた計画の立案・施策化

　ⅲ）施策を評価するための目標設定・評価の実施

⑤生活習慣病の発症予防と重症化予防，社会生活を営むために必要な機能の維持・向上

　ⅰ）専門的な栄養指導，食生活支援

　ⅱ）食生活改善推進員等に係るボランティア組織の育成や活動の支援

　ⅲ）関係機関および団体（患者会等）との連携

⑥食を通じた社会環境の整備

　ⅰ）特定給食施設における栄養管理状況の把握および評価に基づく指導・支援

　ⅱ）飲食店によるヘルシーメニューの提供等の促進（食環境の整備）

　ⅲ）地域の栄養ケア等の拠点の整備

　ⅳ）保健，医療，福祉および介護領域における管理栄養士・栄養士の育成

　ⅴ）健康危機管理体制の整備（市町村や関係機関等との調整・支援体制）

表 2-2　**実習実例：保健所を主体とした実習の例**

日 程	月 日	実習内容		備 考
		午 前	午 後	
1 日目	○／○（月）	合同オリエンテーション		持ちもの：名札，筆記用具
2 日目	○／○（火）	●オリエンテーション ●講義「衛生課事業」 ●講義「企画調整課業務」 ●実習課題について	●実習課題について ●講義「企画調整課栄養改善業務」	場所：多目的室 持ちもの：名札，合同オリエンテーション資料，筆記用具，昼食
3 日目	○／○（水）	●講義「広域栄養チーム業務」 ●現地見学，試食など	●実習課題について	場所：（午前）講堂 （午後）多目的室
4 日目	○／○（木）	●実習と見学 　食生活改善推進員養成講座「フードボランティアセミナー」 ●講義「○○市における栄養改善事業について」		持ちもの：エプロン，三角巾，手拭タオル，昼食
5 日目	○／○（金）	●実習課題 　・中間発表	●実習課題 　・まとめ・発表 ●反省会	場所：会議室

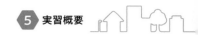

vi）健康増進に資する食に関する多領域の施策との連携

⑦市町村との連絡調整および栄養・食生活の改善のための技術的な支援

MEMO

2）市町村保健センター等における実習カリキュラム（表2-3）

①組織体制・管内の現状

②公衆衛生行政の概要（市町村保健センターの役割）

③管理栄養士の業務の概要，関連法規（法的根拠）

④健康・栄養課題の明確化とPDCAサイクル

　i）地域における実態把握，分析，課題の明確化

　ii）課題の解決に向けた計画の立案・施策化

　iii）施策を評価するための目標設定・評価の実施

⑤生活習慣病の発症予防と重症化予防や社会生活を営むために必要な機
　能の維持・向上

　i）特定健康診査・特定保健指導，健康教室

表2-3　実習実例：保健センターを主体とした実習の例

日　程	月　日	実習内容		備　考
		午　前	午　後	
		オリエンテーション		実習にあたっての心構えや留意点・準備について
1日目	○／○（月）	●部門内，関連部署への挨拶 ●市町村および保健センターの組織と保健活動の概要	●行政栄養士の業務について（基本指針と各地方公共団体の役割と施策）	
2日目	○／○（火）	●母子保健事業の概要 ・保健指導担当業務 （目的・実施方法・内容） ●健康づくり事業の概要 （健康課題やターゲット層の明確化・企画立案など）	●乳幼児健診の見学・実習 ・健診業務の見学 ・集団・個別栄養指導実習 ●カンファレンス	
3日目	○／○（水）	●保健所の栄養・食生活改善事業の見学・参加 ●保健所の組織と業務の概要 （地域診断・専門的栄養指導・特定給食施設指導・食環境整備等の具体的な事業の紹介を含む）		保健所の行政栄養士と事前に調整し，市町村から保健所に依頼文書を出す
4日目	○／○（木）	●特定健診・特定保健指導の概要 （目的・実施方法・内容・他職種との連携など） ●介護予防事業の概要 （介護予防事業での栄養・食生活支援と他職種連携など）	●特定健診・特定保健指導等の見学・実習 ・健診業務の見学 ・集団・個別指導の実習 ●カンファレンス	
5日目	○／○（金）	●食に関わるさまざまなボランティア活動に参画 （男性料理教室・ヘルスサポーター事業・母と子の料理教室・自己研修会など）	●実習のまとめ （これからの行政栄養士のあり方を踏まえて） ※参加者：保健センター関係職員，保健所担当職員	

（社）日本栄養士会，（社）全国栄養士養成施設協会編：臨地実習及び校外実習の実際（2014年版），2014.

MEMO

　　　　ⅱ）次世代の健康（乳幼児健診，母子・学童・思春期への栄養教育・栄養指導）

　　　　ⅲ）高齢者の健康（健康増進，介護予防，訪問栄養指導・食生活支援）

　　　　ⅳ）食生活改善推進員等に係るボランティア組織の育成や活動の支援

　　　　ⅴ）関係機関および団体（患者会等）との連携

　⑥食を通じた社会環境の整備

　　　　ⅰ）保健，医療，福祉および介護領域における管理栄養士・栄養士の育成

　　　　ⅱ）食育推進のネットワークの構築（関係部局との調整，連携）

　　　　ⅲ）健康危機管理体制の整備（都道府県や関係機関等との調整・支援体制）

　⑦保健所（都道府県）との連絡調整および栄養・食生活の改善ための協働

　⑧人材の育成と活用（地域活動栄養士の育成と活用）

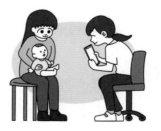
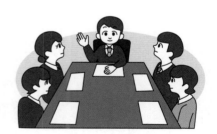
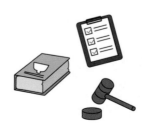
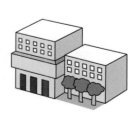

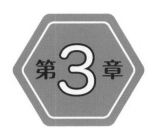

第3章 実習を行うにあたって

1 実習生としての心構え

①学生として謙虚で折り目正しい態度で接すること．朝・夕の挨拶は忘れず実行し，つねに学生らしい言葉づかい・服装に気を配ること．

②実習指導者は普段の仕事を行いながら，学生の指導も行うことから，「自分たちは余分な負担をかけて実習をさせてもらっている」ということをつねに意識しておくこと．

③臨地実習においては，今まで学習したものを実際の現場において働いている指導者から学ぶのであるから，指導者の指示に従って行動し，実習先での規則を遵守すること．

④実習中は雑談を避け，つねに研究的態度で臨み，質問や依頼されたことに対しては，はっきり応答すること．

⑤意見を求められた場合には積極的に発言すること．学生どうしで顔を見合わせ黙っていることは，指導者を無視した印象になりかねないので注意すること．

⑥指導者の問いに対しては「知りません」「学校では習っていません」「初めて聞きました」と答えるのではなく，これまでに得た知識を集約して考えたうえで答えること．

⑦講義中の居眠りはもってのほかである．

⑧実習先では禁煙とする．

⑨時間を厳守すること．必ず10分前には身じたくを整えて，集合できるようにすること．

⑩遅刻は厳禁である．事故などで遅れるようなことがあれば，開始時間までに実習先にその旨を電話連絡すること．

⑪天災地変，交通機関におけるストライキ時，病気やけがなどでやむをえず欠席する場合は，実習先と大学の両方に連絡すること．

⑫実習期間中は，食事・睡眠を十分に確保し，体調の維持に努めること．

⑬実習期間中のアルバイトは禁止する．

⑭実習終了後は，実習先にお礼状を出す．

2 実習時の注意点

1）服装・身だしなみ（図 3-1）

①実習中は特に指示が出ないかぎりスーツ着用とする．ジャケットをぬぐことも想定し，下は白のシャツかブラウスが望ましい．女性はスカートでもパンツでも構わない．

②胸に名札をつける（白衣などの着用は実習指導者の指示に従う）．

③ミュールやサンダルは避け，歩きやすい靴をはく．

④化粧は学生らしい清楚で健康的なものとし，爪，手指，頭髪を清潔にする．

⑤実習プログラムにより，適した服装が必要な場合があるので，実習指導者に確認すること．

⑥ハンカチやタオルは必須である．

⑦指輪，ネックレス，ピアスといったアクセサリー類の装着，マニキュアは禁止する．

2）実習に必要な持ちもの

①本　書

②指定された参考図書

③電　卓

④名　札

⑤管内移動交通費

⑥印　鑑

⑦その他，指示があったもの（例：上履き，エプロン，三角巾，白衣）

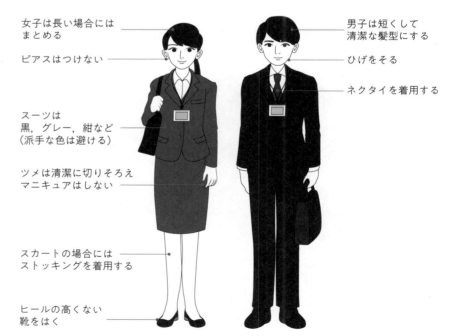

女子は長い場合にはまとめる

ピアスはつけない

スーツは
黒，グレー，紺など
（派手な色は避ける）

ツメは清潔に切りそろえ
マニキュアはしない

スカートの場合には
ストッキングを着用する

ヒールの高くない
靴をはく

男子は短くして
清潔な髪型にする

ひげをそる

ネクタイを着用する

図 3-1　適切な服装・身だしなみ

3）守秘義務

①誓約書の通り，個人情報の保護に努めること．

②実習先で知人をみかけた場合であっても，私語を交わしてはならない．

③実習期間中に知り得た対象者の私事や疾病に関する事柄（個人情報）は，自分の家庭や通学の電車内など，どのような場所であっても話題にしてはならない．また，実習が終了しても扱いは同じである．

④学生自身のプライバシー保護にも留意すること．

4）緊急時の対応

①実習中に不慮の事態（器具の破損を含む）が生じた場合は，ただちに実習指導者の指示を受け，大学に連絡すること．また，**切り離し提出書類5.「事故発生報告・連絡票」**に内容を記入し，指導者に確認をいただいた後，大学へ提出すること．

②その他，緊急時は大学へ連絡すること．

5）実習中の出欠席，遅刻，早退など

①出席簿に毎日印鑑を押す．

②欠席，遅刻，早退はしないのが原則である．

③天災地変，交通機関ストライキ時，病気やけがなどでやむをえず欠席する場合は，実習先と大学の両方に連絡すること．

④遅刻は厳禁．事故などで遅れるようなことがあれば，開始時間までに実習先の担当者にその旨を電話連絡すること．

⑤あらかじめ就職活動などで欠席することがわかっている場合は，早く申し出ること（まず大学へ連絡する）．しかし，この場合，実習時間が不足すれば単位は取れないので留意すること．

6）報　告

①失敗や器具を破損した場合は，内容の大小に関わらず，ただちに実習指導者に報告すること．失敗をふせた場合には大きな事故を招くこともある．

②実習終了後（毎日）は，必ず実習指導者に申し出てから謝意を表し，実習先を出る．最終日は実習期間中のお礼を丁寧に伝えること．

7）記　録

毎日の実習終了後に，その日1日のことを振り返って実習記録をつける（実習ワークシートのp.15～33）．実習記録は誰が読んでもわかるようにきれいに書くこと．

8）その他

①体調管理，移動中の事故には十分留意すること．

②実習に入ったら，携帯電話は電源を切るかマナーモードに設定するこ

MEMO

と. マナーモードにした場合においてもバイブレーションは切ること.
③ USBメモリなどの記憶媒体を持参する場合は, あわせて自分のパソコンも持参すること. 自分の記憶媒体を実習先やその他の施設のパソコンで使用することは禁止されている（ウイルス対策のため）.

❸ 実習前の準備

1）各種書類の記入・提出

①同じ実習先へ行く学生どうしで班を組み, **切り離し提出書類1.「班員一覧」**に記入すること.

②班長を決める. 大学からの緊急連絡先などは班長とし, 連絡のつく携帯電話番号を担当教員に知らせること.

③班員どうしで連絡手段を確認しておき, 連絡を取り合えるようにしておくこと.

④切り離し提出書類2.「臨地実習票」と 3.「実習生個人票」, 4.「誓約書」

実習生個人票の記入方法（切り離し提出書類3.）

1.「実習の目的」には本実習の目的を具体的に書く

本実習の目的は次の通りである.

公衆栄養学を基礎として, 地域や職域などの健康問題を解決するための実習を行う. 地域の健康情報収集をもとに, 健康教育, 健康相談などの基本的な公衆衛生活動を展開させ, 地域保健管理全般について実習するとともに, 地域における栄養情報の収集, 栄養診断, 対策, 改善活動および評価などの地域栄養の実践に関する実習を行う. これらの実習をとおして公衆栄養活動に必要な知識および技能を習得する.

2.「私にとっての実習の意義」については, さまざまな目的の中でも, 自分が特に重きを置く点について書く（大きな目標）

例：①地域保健に関わる業務について, その実態を理解する態度を養い, 保健所業務全体と管理栄養士業務を知る.
　　②勤労の精神を体得し, 責任感とともに積極的な実践力を養う.

3.「実習の具体的達成課題」については2. をさらに具体的にしたものを書く

実習のおもな内容は次の通りである. これらの内容を盛り込んだものを書く.
①都道府県の健康づくり, 栄養施策に関すること.
②保健所の組織および業務の概要に関すること.
③行政栄養士業務に関すること（情報収集・分析, 企画, 評価など）.
④地域や職域, 学校などと連携した栄養業務に関すること.
⑤その他, 社会資源の活用などに関すること.

4.「実習前学習の内容」に関して

①公衆衛生, 地域保健の概要について.
②ライフステージ別の食生活について.
③ほかの参考図書を読んで学習したこと, 公衆栄養学分野で学習したことなど.

に必要事項を記入し，担当教員に提出すること．

2）事前学習・資料収集（ワークシート①，②）

①実習先のウェブサイトをみて，実習施設についての予備知識を持つこと．

②地域と実習先の関連性の理解を深める意味で，「実習施設および管内地域社会の概要」の記入できるところは記入し，予備知識を整理しておくこと（ワークシート①，②は実習期間内に完成させる）．

③配布資料をよく読み，実習先で行われる講義内容や演習を効率良く理解できるよう準備すること．

3）事前課題（ワークシート③）

実習先から出された事前課題を実施する．

■課題作成の手順

①実習先から出された事前課題の内容を整理する．

②何を使ってどのように作成するか，完成のイメージを班のなかで相談して決める．

③いつまでに何をするか，タイムスケジュールを決める．また，班内で作業を分担する場合には，誰が何をするか決める．

④課題に取り組むために必要な資料の収集から始め，指定された期日までに課題を仕上げる．

■課題作成にあたっての注意事項

①必ず指定された期日までに仕上げること．

②担当教員からの指導や，実習先との調整が必要になることもある．その場合は，事前に質問事項などを整理したうえで連絡をとること．

③著作物を利用する場合は，著作権にも注意が必要である．引用の場合は，出典先を記載すること（例：○年国民健康・栄養調査報告より）．

4）事前チェック（ワークシート④）

実習前の準備が整っているかどうか，チェックすること．

④ 実習終了後にやるべきこと

1）実習先へのお礼状の作成（表3-1，図3-2，図3-3）

①各実習先で必要数を連名で作成する．

②具体的な内容を記載し，心のこもったものになるよう班員全員で考えること．

③文面は汚れがなく，きれいな状態で担当教員へ提出すること．

④誤字・脱字には注意を払うこと．

⑤手書きとする．

表3-1 お礼状の書き方

構 成	内 容		書き方の要点と具体例
前 文	頭 語 時候の挨拶		・一般的には「拝啓」，1字あけないで上から書く． ・「初春の候…」「春の気配を感じる今日この頃です」など． 　改行し，1字下げるか，頭語下を1字下げて書く．
	安否の挨拶	（相手）	・「皆様にはますますご健勝のこととお慶び申し上げます」など． 　改行し，1字下げて書く．引き続き，
		（自分）	・「私たちは，元気で授業に専念しております」など．
	お 礼		・「先日は，お忙しい中，ご親切なご指導ありがとうございました」改行し，1字下げて書く．
主 文			・改行し，1字下げて，「さて」，「このたびは」などに続いて，具体的な体験や実習の内容を示して感謝の気持ちを述べる． ・相手の呼称が行末に来る場合，行末をあけて行頭に上げる． ・話の内容が変わる場合は，改行し，1字下げて書くとわかりやすい．
末 文	結語の挨拶	（相手）	・改行し，1字下げて，「時節柄，くれぐれもご自愛ください」など．
		（まとめ）	・改行し，1字下げて，「まずは，お礼申しあげます」など．
	結 語		・改行し，主文の下から1字上げて，「敬具」．
後付け	日 付 署 名 宛 名		・改行し，1字下げて書く． ・改行し，主文の下から1字上げて書く． ・改行し，主文の頭とそろえ，やや大きめの字で書く．

MEMO

拝啓
　初春の候、皆様にはますますご健勝のこととお慶び申し上げます。
　私たちは元気で授業に専念しております。
　先日は、お忙しい中、ご親切なご指導をいただきありがとうございました。
　このたびの実習中におきましては、ご迷惑をおかけしたことと思いますが、机上での勉強では決して学ぶことのできない貴重な経験をさせていただきました。
　（実習中に学んだことなどについて述べる）
　これからはこの経験を生かし〇〇〇な管理栄養士を目指して精進してまいります。
　時節柄、くれぐれもご自愛ください。
　まずは、お礼申し上げます。
　　　　　　　　　　　　　敬具
〇年〇月〇日
　　　　　　　〇〇〇〇大学
　　　　　　　〇〇〇〇〇学部
　　　　　　　〇〇〇〇学科　四年
　　　　　　　　　　大阪花子
　　　　　　　　　　佐藤次郎
〇〇保健所
所長　田中太郎　様

図 3-2　お礼状の例

MEMO

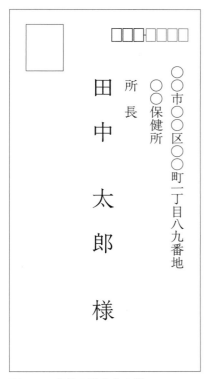

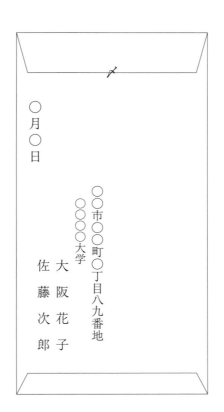

図 3-3　宛名の書き方の例

2）学校への報告書類の作成（ワークシート⑤）

■実習のまとめの作成・提出

①実習全体を通して学んだこと，反省，感想などをまとめる．

② Microsoft Office Word（ワード）で作成する．游明朝，10.5 ポイントで 1,000 ～ 1,200 字程度，A4 用紙 1 枚にまとめる．

③題名は「（都道府県名）〇〇保健所（保健センター）実習の反省・感想」（游明朝，太字，12 ポイント）とする．

④学籍番号，氏名を③の右下に記載する（游明朝，太字，11 ポイント）．

⑤デジタルデータを担当教員の指定するアドレスまで送信する．件名に氏名，実習先名を記し，添付書類として送信すること．

■実習報告書の作成・報告

実習報告書（ワークシート⑤）を作成し，班全員で報告に来ること．

3）事後チェック（ワークシート⑥）

すべて終わった時点でチェックをし，記入欄に記入すること．

4）本書（実習ワークシート）の提出

①配布された資料などをすべてはさみ込んだ上で提出すること．多い場合は別途 A4 ファイルを準備し，まとめて提出すること．

②課題発表時の原稿なども提出すること．

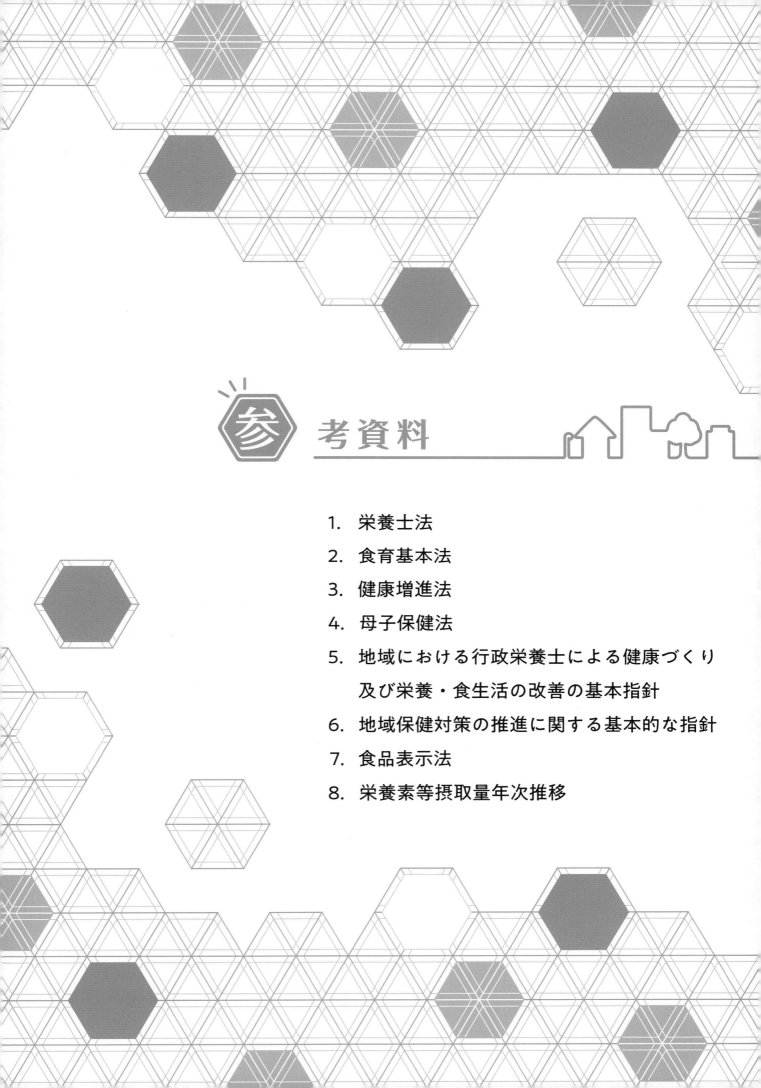

参考資料

① **栄養士法**

（昭和二十二年十二月二十九日法律第二百四十五号）
最終改正：平成一九年六月二七日法律第九六号

第一条 この法律で栄養士とは，都道府県知事の免許を受けて，栄養士の名称を用いて栄養の指導に従事することを業とする者をいう．

2 この法律で管理栄養士とは，厚生労働大臣の免許を用いて，傷病者に対する療養のため必要な栄養の指導，個人の身体の状況，栄養状態等に応じた高度の専門的知識及び技術を要する健康の保持増進のための栄養の指導並びに特定多数人に対して継続的に食事を供給する施設における利用者の身体の状況，栄養状態，利用の状況等に応じた特別の配慮を必要とする給食管理及びこれらの施設に対する栄養改善上必要な指導等を行うことを業とする者をいう．

第二条 栄養士の免許は，厚生労働大臣の指定した栄養士の養成施設（以下「養成施設」という．）において二年以上栄養士として必要な知識及び技能を修得した者に対して，都道府県知事が与える．

2 養成施設に入所することができる者は，学校教育法（昭和二十二年法律第二十六号）第九十条に規定する者とする．

3 管理栄養士の免許は，管理栄養士国家試験に合格した者に対して，厚生労働大臣が与える．

第三条 次の各号のいずれかに該当する者には，栄養士又は管理栄養士の免許を与えないことがある．

一 罰金以上の刑に処せられた者

二 前号に該当する者を除くほか，第一条に規定する業務に関し犯罪又は不正の行為があつた者

第三条の二 都道府県に栄養士名簿を備え，栄養士の免許に関する事項を登録する．

2 厚生労働省に管理栄養士名簿を備え，管理栄養士の免許に関する事項を登録する．

第四条 栄養士の免許は，都道府県知事が栄養士名簿に登録することによつて行う．

2 都道府県知事は，栄養士の免許を与えたときは，栄養士免許証を交付する．

3 管理栄養士の免許は，厚生労働大臣が管理栄養士名簿に登録することによつて行う．

4 厚生労働大臣は，管理栄養士の免許を与えたときは，管理栄養士免許証を交付する．

第五条 栄養士が第三条各号のいずれかに該当するに至つたときは，都道府県知事は，当該栄養士に対する免許を取り消し，又は一年以内の期間を定めて栄養士の名称の使用の停止を命ずることができる．

2 管理栄養士が第三条各号のいずれかに該当するに至つたときは，厚生労働大臣は，当該管理栄養士に対する免許を取り消し，又は一年以内の期間を定めて管理栄養士の名称の使用の停止を命ずることができる．

3 都道府県知事は，第一項の規定により栄養士の免許を取り消し，又は栄養士の名称の使用の停止を命じたときは，速やかに，その旨を厚生労働大臣に通知しなければならない．

4 厚生労働大臣は，第二項の規定により管理栄養士の免許を取り消し，又は管理栄養士の名称の使用の停止を命じたときは，速やかに，その旨を当該処分を受けた者が受けている栄養士の免許を与えた都道府県知事に通知しなければならない．

第五条の二 厚生労働大臣は，毎年少なくとも一回，管理栄養士として必要な知識及び技能について，管理栄養士国家試験を行う．

第五条の三 管理栄養士国家試験は，栄養士であつて次の各号のいずれかに該当するものでなければ，受けることができない．

一 修業年限が二年である養成施設を卒業して栄養士の免許を受けた後厚生労働省令で定める施設において三年以上栄養の指導に従事した者

二 修業年限が三年である養成施設を卒業して栄養士の免許を受けた後厚生労働省令で定める施設において二年以上栄養の指導に従事した者

三 修業年限が四年である養成施設を卒業して栄養士の免許を受けた後厚生労働省令で定める施設において一年以上栄養の指導に従事した者

四 修業年限が四年である養成施設であつて，学校（学校教育法第一条の学校並びに同条の学校の設置者が設置している同法第百二十四条の専修学校及び同法第百三十四条の各種学校をいう．以下この号において同じ．）であるものにあつては文部科学大臣及び厚生労働大臣が，学校以外のものにあつては厚生労働大臣が，政令で定める基準により指定したもの（以下「管理栄養士養成施設」という．）を卒業した者

第五条の四 管理栄養士国家試験に関して不正の行為があつた場合には，当該不正行為に関係のある者について，その受験を停止させ，又はその試験を無効とすることができる．この場合においては，なお，その者について，期間を定めて管理栄養士国家試験を受けることを許さないことができる．

第五条の五 管理栄養士は，傷病者に対する療養のため必要な栄養の指導を行うに当つては，主治の医師の指導を受けなければならない．

第六条 栄養士でなければ，栄養士又はこれに類似する名称を用いて第一条第一項に規定する業務を行つてはならない．

2 管理栄養士でなければ，管理栄養士又はこれに類似する名称を用いて第一条第二項に規定する業務を行つてはならない．

第六条の二 管理栄養士国家試験に関する事務をつかさどらせるため，厚生労働省に管理栄養士国家試験委員を置く．

第六条の三 管理栄養士国家試験委員その他管理栄養士国家試験に関する事務をつかさどる者は，その事務の施行に当つて厳正を保持し，不正の行為がないようにしなければならない．

第六条の四 この法律に規定する厚生労働大臣の権限は，厚生労働省令で定めるところにより，地方厚生局長に委任することができる．

2 前項の規定により地方厚生局長に委任された権限は，厚生労働省令で定めるところにより，地方厚生支局長に委任することができる．

第七条 この法律に定めるもののほか，栄養士の免許及び免許証，養成施設，管理栄養士の免許及び免許証，管理栄養士養成施設，管理栄養士国家試験並びに管理栄養士国家試験委員に関し必要な事項は，政令でこれを定める．

第七条の二 第六条の三の規定に違反して，故意若しくは重大な過失により事前に試験問題を漏らし，又は故意に不正の採点をした者は，六月以下の懲役又は五十万円以下の罰金に処する．

第八条 次の各号のいずれかに該当する者は，三十万円以下の罰金に処する．

一 第五条第一項の規定により栄養士の名称の使用の停止を命ぜられた者で，当該停止を命ぜられた期間中に，栄養士の名称を使用して第一条第一項に規定する業務を行つたもの

二 第五条第二項の規定により管理栄養士の名称の使用の停止を命ぜられた者で，当該停止を命ぜられた期間中に，管理栄養士の名称を使用して第一条第二項に規定する業務を行つたもの

三 第六条第一項の規定に違反して，栄養士又はこれに類似する名称を用いて第一条第一項に規定する業務を行つた者

四 第六条第二項の規定に違反して，管理栄養士又はこれに類似する名称を用いて第一条第二項に規定する業務を行つた者

附 則

第九条 この法律は，昭和二十三年一月一日から，これを施行する．

第十条 栄養士規則（昭和二十年厚生省令第十四号）は，これを廃止する．

第十一条 この法律施行前昭和二十年厚生省令第十四号栄養士規則の規定によりした処分その他の行為は，これをこの法律又はこの法律に基いて発する命令の相当規定によりした処分その他の行為とみなす．

第十二条 中等学校令による中等学校を卒業し，又はこれと同等以上の学力を有すると文部科学大臣が認めた者は，第二条第二項の規定にかかわらず，当分の間同条第一項に規定する栄養士の養成施設に入所することができる．

附 則 （昭和二五年三月二七日法律第一七号）抄

1 この法律は，昭和二十五年四月一日から施行する．

附 則 （昭和二八年八月一五日法律第二一三号）抄

1 この法律は, 昭和二十八年九月一日から施行する.

2 この法律施行前従前の法令の規定によりなされた許可, 認可その他の処分又は申請, 届出その他の手続は, それぞれ改正後の相当規定に基いてなされた処分又は手続とみなす.

附 則 (昭和三七年九月一三日法律第一五八号) 抄

(施行期日)

1 この法律のうち第一条並びに附則第二項から第四項まで及び第六項の規定は昭和三十八年四月一日から, 第二条及び附則第五項の規定は昭和三十九年四月一日から施行する.

(管理栄養士試験の特例)

2 第一条の規定の施行の際現に次の各号の一に該当する者が, 栄養士の免許を受けた後厚生省令で定める施設において栄養の指導に従事する期間が五年をこえるときは, その者に対する改正後の栄養士法第五条の三に規定する管理栄養士試験は, 当分の間, その科目の一部を免除して行なう.

一 栄養士の免許を受けている者

二 栄養士の免許を受ける資格を有する者

三 栄養士法第二条第一項第一号に規定する養成施設において修業中の者

3 第一条の規定の施行の際栄養士法第二条第三項又は第十二条第二項の規定に該当する者及び学校教育法 (昭和二十二年法律第二十六号) 第五十六条に規定する者であつて栄養士の実務の見習中のもの又は中等学校令 (昭和十八年勅令第三十六号) による中等学校を卒業し, 若しくはこれと同等以上の学力を有すると文部大臣が認めた者であつて栄養士の実務の見習中のものが, 昭和四十年三月三十一日までの間に栄養士の免許を受けた後, 厚生省令で定める施設において栄養の指導に従事する期間が五年をこえるに至つたときも, 前項と同様とする.

(管理栄養士の登録の特例)

4 附則第二項又は前項の規定に該当する者のうち, 厚生大臣が, 厚生省令で定める基準により, その者が栄養の指導に従事した施設及び当該指導業務の内容を検討して附則第二項又は前項の規定により行なう試験を免除すべきものと認めた者は, 改正後の栄養士法第五条の二の規定にかかわらず, 同条に規定する管理栄養士名簿に登録を受けて管理栄養士になることができる.

附 則 (昭和四四年六月二五日法律第五一号)

この法律は, 公布の日から施行する. ただし, 第一条中厚生省設置法第二十九条第一項の表薬剤師試験審議会の項を削る改正規定並びに第十条及び第十一条の規定は昭和四十四年九月一日から, 第一条中厚生省設置法第二十九条第一項の表栄養審議会の項の改正規定, 同表中医師試験研修審議会の項を改める改正規定並びに同表歯科医師試験審議会, 保健婦助産婦看護婦審議会及び理学療法士作業療法士審議会の項を削る改正規定並びに同法第三十六条の七第三号にただし書を加える改正規定及び同法第三十六条の八に一号を加える改正規定並びに第二条から第九条までの規定は昭和四十四年十一月一日から施行する.

附 則 (昭和六〇年六月二五日法律第七三号) 抄

(施行期日)

第一条 この法律は, 昭和六十二年四月一日から施行する.

(旧法の規定による栄養士の免許を受けた者)

第二条 この法律の施行の際現にこの法律による改正前の栄養士法 (以下「旧法」という.) 第二条第一項第二号に規定する者であつて栄養士の免許を受けているものは, この法律による改正後の栄養士法 (以下「新法」という.) 第二条第一項の規定による栄養士の免許を受けた者とみなす.

(旧法の規定による栄養士免許証)

第三条 旧法第二条第一項第二号に規定する者に対し, 旧法第四条の規定によつて交付された栄養士免許証は, 新法第四条の規定によつて交付された栄養士免許証とみなす.

(旧法の規定による管理栄養士名簿への登録)

第四条 旧法第五条の二に規定する者について, 同条の規定によつてされた管理栄養士名簿への登録は, 新法第五条の二の規定によつてされた管理栄養士名簿への登録とみなす.

(栄養士の免許の特例)

第五条 旧法の規定による栄養士試験 (次項の規定により従前の例により行われる栄養士試験を含む.) に合格した者は, 新法第二条第一項の規定にかかわらず, 栄養士の免許を受けることができる.

2 栄養士試験は, 昭和六十七年三月三十一日まではなお, 従前の例により行う.

3 旧法第二条第三項又は第十二条第二項の規定に該当する者は, 前項の栄養士試験を受けることができる.

4 第二項の栄養士試験に関する事務は, 新法第六条の二に規定する管理栄養士国家試験委員がつかさどるものとする.

(管理栄養士の登録の特例)

第六条 この法律の施行の日前に旧法第五条の三に規定する管理栄養士試験に合格した者及び旧法第五条の二第二号の指定を受けた栄養士の養成施設を卒業した者並びにこの法律の施行の際現に同号の指定を受けた栄養士の養成施設において管理栄養士として必要な知識及び技能を修得中の者であつてこの法律の施行後に当該養成施設を卒業したものは, 新法第五条の二の規定にかかわらず, 同条に規定する管理栄養士名簿に登録を受けて管理栄養士になることができる.

2 栄養士法等の一部を改正する法律 (昭和三十七年法律第百五十八号. 以下「昭和三十七年改正法」という.) 附則第四項に規定する者は, 新法第五条の二の規定にかかわらず, 昭和六十五年三月三十一日までの間に限り, 同条に規定する管理栄養士名簿に登録を受けて管理栄養士になることができる.

(管理栄養士国家試験の受験資格等の特例)

第七条 昭和三十七年改正法附則第二項又は第三項に規定する者 (新法第五条の四の規定により管理栄養士国家試験を受けることができる者を除く.) は, 同条の規定にかかわらず, 昭和六十五年三月三十一日までの間に限り, 管理栄養士国家試験を受けることができる.

2 この法律の施行の際現に旧法第五条の四第三号の指定を受けている栄養士の養成施設を卒業した者は, 新法第五条の四の規定にかかわらず, 当分の間, 管理栄養士国家試験を受けることができる.

3 昭和三十七年改正法附則第二項又は第三項に規定する者が新法第五条の四又は第一項の規定により管理栄養士国家試験を受ける場合においては, 昭和六十五年三月三十一日までの間に限り, 厚生省令で定めるところにより, 管理栄養士国家試験の一部を免除することができる.

(栄養士の養成施設の指定に係る経過措置)

第八条 この法律の施行の際現に旧法第五条の二第二号の指定を受けている栄養士の養成施設については, 新法第五条の三第二項の指定を受けたものとみなす.

(旧法による処分及び手続)

第九条 この附則に特別の規定があるものを除くほか, 旧法によつてした処分, 手続その他の行為は, 新法中にこれに相当する規定があるときは, 同法によつてしたものとみなす.

(罰則に関する経過措置)

第十条 この法律の施行前にした行為に対する罰則の適用については, なお従前の例による.

附 則 (平成五年六月一八日法律第七四号) 抄

(施行期日)

第一条 この法律は, 公布の日から起算して一年を超えない範囲内において政令で定める日から施行する.

附 則 (平成一一年一二月二二日法律第一六〇号) 抄

(施行期日)

第一条 この法律 (第二条及び第三条を除く.) は, 平成十三年一月六日から施行する.

附 則 (平成一二年四月七日法律第三八号) 抄

(施行期日)

第一条 この法律は, 平成十四年四月一日から施行する.

(旧法に規定する管理栄養士名簿に登録を受けている者)

第二条 この法律の施行の際現にこの法律による改正前の栄養士法 (以下「旧法」という.) 第五条の二に規定する管理栄養士名簿に登録を受けている者は, この法律による改正後の栄養士法 (以下「新法」という.)

第二条第三項の規定による管理栄養士の免許を受けた者とみなす.
（管理栄養士の免許の特例）
第三条 旧法第五条の三の規定による管理栄養士国家試験に合格した者
及び栄養士法及び栄養改善法の一部を改正する法律（昭和六十年法律第
七十三号）附則第六条第一項に規定する者は，新法第二条第三項の規定
にかかわらず，管理栄養士の免許を受けることができる.
（養成施設の指定に係る経過措置）
第四条 この法律の施行の際現に旧法第五条の三第二項の指定を受けて
いる養成施設は，新法第五条の三第四号の指定を受けたものとみなす.
（管理栄養士国家試験に関する経過措置）
第五条 平成十七年三月三十一日までの間は，新法第五条の二中「管理
栄養士として必要な」とあるのは，「栄養の指導に関する高度の専門的」
と読み替えるものとする.
2 前項の規定により読み替えられた新法第五条の二の規定による管理
栄養士国家試験については，新法第五条の三の規定を適用せず，旧法第
五条の三第二項及び第五条の四の規定は，なおその効力を有する.
3 この法律の施行の日の前日において旧法第五条の三第二項に規定す
る者である者は，平成十七年四月一日以後も，新法第五条の三の規定に
かかわらず，管理栄養士国家試験を受けることができる.
4 平成十七年三月三十一日において第二項の規定によりなお効力を有
するものとされる旧法第五条の四各号のいずれかに該当する者（前項に
規定する者を除く.）は，同年四月一日以後平成二十二年三月三十一日
までの間，新法第五条の三の規定にかかわらず，管理栄養士国家試験を
受けることができる.
（旧法による処分）
第六条 この附則に特別の規定があるものを除くほか，旧法によってし
た処分その他の行為は，新法中にこれに相当する規定があるときは，新
法によってしたものとみなす.

（罰則に関する経過措置）
第七条 この法律の施行前にした行為に対する罰則の適用については，
なお従前の例による.

附　則（平成一三年六月二九日法律第八七号）抄
（施行期日）
第一条 この法律は，公布の日から起算して一月を超えない範囲内にお
いて政令で定める日から施行する.
（検討）
第二条 政府は，この法律の施行後五年を目途として，この法律による
改正後のそれぞれの法律における障害者に係る欠格事由の在り方につい
て，当該欠格事由に関する規定の施行の状況を勘案して検討を加え，そ
の結果に基づいて必要な措置を講ずるものとする.
（再免許に係る経過措置）
第三条 この法律による改正前のそれぞれの法律に規定する免許の取消
事由により免許を取り消された者に係る当該取消事由がこの法律による
改正後のそれぞれの法律により再免許を与えることができる取消事由
（以下この条において「再免許が与えられる免許の取消事由」という.）
に相当するものであるときは，その者を再免許が与えられる免許の取消
事由により免許が取り消された者とみなして，この法律による改正後の
それぞれの法律の再免許に関する規定を適用する.
（罰則に係る経過措置）
第四条 この法律の施行前にした行為に対する罰則の適用については，
なお従前の例による.

附　則（平成一九年六月二七日法律第九六号）抄
（施行期日）
第一条 この法律は，公布の日から起算して六月を超えない範囲内にお
いて政令で定める日から施行する.

② 食育基本法

（平成十七年六月十七日法律第六十三号）
最終改正：平成二七年九月一一日法律第六六号

前　文

　二十一世紀における我が国の発展のためには，子どもたちが健全な心
と身体を培い，未来や国際社会に向かって羽ばたくことができるように
するとともに，すべての国民が心身の健康を確保し，生涯にわたって生
き生きと暮らすことができるようにすることが大切である.
子どもたちが豊かな人間性をはぐくみ，生きる力を身に付けていくため
には，何よりも「食」が重要である. 今，改めて，食育を，生きる上で
の基本であって，知育，徳育及び体育の基礎となるべきものと位置付け
るとともに，様々な経験を通じて「食」に関する知識と「食」を選択す
る力を習得し，健全な食生活を実践することができる人間を育てる食育
を推進することが求められている. もとより，食育はあらゆる世代の国
民に必要なものであるが，子どもたちに対する食育は，心身の成長及び
人格の形成に大きな影響を及ぼし，生涯にわたって健全な心と身体を培
い豊かな人間性をはぐくんでいく基礎となるものである.
　一方，社会経済情勢がめまぐるしく変化し，日々忙しい生活を送る中で，
人々は，毎日の「食」の大切さを忘れがちである. 国民の食生活においては，
栄養の偏り，不規則な食事，肥満や生活習慣病の増加，過度の痩身志向
などの問題に加え，新たな「食」の安全上の問題や，「食」の海外への
依存の問題が生じており，「食」に関する情報が社会に氾濫する中で，人々
は，食生活の改善の面からも，「食」の安全の確保の面からも，自ら「食」
のあり方を学ぶことが求められている. また，豊かな緑と水に恵まれた
自然の下で先人からはぐくまれてきた，地域の多様性と豊かな味覚や文
化の香りあふれる日本の「食」が失われる危機にある.
こうした「食」をめぐる環境の変化の中で，国民の「食」に関する考え
方を育て，健全な食生活を実現することが求められるとともに，都市と
農山漁村の共生・対流を進め，「食」に関する消費者と生産者との信頼

関係を構築して，地域社会の活性化，豊かな食文化の継承及び発展，環
境と調和のとれた食料の生産及び消費の推進並びに食料自給率の向上に
寄与することが期待されている.
　国民一人一人が「食」について改めて意識を高め，自然の恩恵や「食」
に関わる人々の様々な活動への感謝の念や理解を深めつつ，「食」に関
して信頼できる情報に基づく適切な判断を行う能力を身に付けることに
よって，心身の健康を増進する健全な食生活を実践するために，今こそ，
家庭，学校，保育所，地域等を中心に，国民運動として，食育の推進に
取り組んでいくことが，我々に課せられている課題である. さらに，食
育の推進に関する我が国の取組が，海外との交流等を通じて食育に関し
て国際的に貢献することにつながることも期待される.
　ここに，食育について，基本理念を明らかにしてその方向性を示し，国，
地方公共団体及び国民の食育の推進に関する取組を総合的かつ計画的に
推進するため，この法律を制定する.

第一章　総則

（目的）
第一条 この法律は，近年における国民の食生活をめぐる環境の変化に
伴い，国民が生涯にわたって健全な心身を培い，豊かな人間性をはぐく
むための食育を推進することが緊要な課題となっていることにかんが
み，食育に関し，基本理念を定め，及び国，地方公共団体等の責務を明
らかにするとともに，食育に関する施策の基本となる事項を定めること
により，食育に関する施策を総合的かつ計画的に推進し，もって現在及
び将来にわたる健康で文化的な国民の生活と豊かで活力ある社会の実現
に寄与することを目的とする.
（国民の心身の健康の増進と豊かな人間形成）
第二条 食育は，食に関する適切な判断力を養い，生涯にわたって健全
な食生活を実現することにより，国民の心身の健康の増進と豊かな人間
形成に資することを旨として，行われなければならない.

（食に関する感謝の念と理解）
第三条 食育の推進に当たっては，国民の食生活が，自然の恩恵の上に成り立っており，また，食に関わる人々の様々な活動に支えられていることについて，感謝の念や理解が深まるよう配慮されなければならない．
（食育推進運動の展開）
第四条 食育を推進するための活動は，国民，民間団体等の自発的意思を尊重し，地域の特性に配慮し，地域住民その他の社会を構成する多様な主体の参加と協力を得るものとするとともに，その連携を図りつつ，あまねく全国において展開されなければならない．
（子どもの食育における保護者，教育関係者等の役割）
第五条 食育は，父母その他の保護者にあっては，家庭が食育において重要な役割を有していることを認識するとともに，子どもの教育，保育等を行う者にあっては，教育，保育等における食育の重要性を十分自覚し，積極的に子どもの食育の推進に関する活動に取り組むこととなるよう，行われなければならない．
（食に関する体験活動と食育推進活動の実践）
第六条 食育は，広く国民が家庭，学校，保育所，地域その他のあらゆる機会とあらゆる場所を利用して，食料の生産から消費等に至るまでの食に関する様々な体験活動を行うとともに，自ら食育の推進のための活動を実践することにより，食に関する理解を深めることを旨として，行われなければならない．
（伝統的な食文化，環境と調和した生産等への配意及び農山漁村の活性化と食料自給率の向上への貢献）
第七条 食育は，我が国の伝統のある優れた食文化，地域の特性を生かした食生活，環境と調和のとれた食料の生産とその消費等に配意し，我が国の食料の需要及び供給の状況についての国民の理解を深めるとともに，食料の生産者と消費者との交流等を図ることにより，農山漁村の活性化と我が国の食料自給率の向上に資するよう，推進されなければならない．
（食品の安全性の確保等における食育の役割）
第八条 食育は，食品の安全性が確保され安心して消費できることが健全な食生活の基礎であることにかんがみ，食品の安全性をはじめとする食に関する幅広い情報の提供及びこれについての意見交換が，食に関する知識と理解を深め，国民の適切な食生活の実践に資することを旨として，国際的な連携を図りつつ積極的に行われなければならない．
（国の責務）
第九条 国は，第二条から前条までに定める食育に関する基本理念（以下「基本理念」という．）にのっとり，食育の推進に関する施策を総合的かつ計画的に策定し，及び実施する責務を有する．
（地方公共団体の責務）
第十条 地方公共団体は，基本理念にのっとり，食育の推進に関し，国との連携を図りつつ，その地方公共団体の区域の特性を生かした自主的な施策を策定し，及び実施する責務を有する．
（教育関係者等及び農林漁業者等の責務）
第十一条 教育並びに保育，介護その他の社会福祉，医療及び保健（以下「教育等」という．）に関する職務に従事する者並びに教育等に関する関係機関及び関係団体（以下「教育関係者等」という．）は，食に関する関心及び理解の増進に果たすべき重要な役割にかんがみ，基本理念にのっとり，あらゆる機会とあらゆる場所を利用して，積極的に食育を推進するよう努めるとともに，他の者の行う食育の推進に関する活動に協力するよう努めるものとする．
2 農林漁業者及び農林漁業に関する団体（以下「農林漁業者等」という．）は，農林漁業に関する体験活動等が食に関する国民の関心及び理解を増進する上で重要な意義を有することにかんがみ，基本理念にのっとり，農林漁業に関する多様な体験の機会を積極的に提供し，自然の恩恵と食に関わる人々の活動の重要性について，国民の理解が深まるよう努めるとともに，教育関係者等と相互に連携して食育の推進に関する活動を行うよう努めるものとする．
（食品関連事業者等の責務）
第十二条 食品の製造，加工，流通，販売又は食事の提供を行う事業者及びその組織する団体（以下「食品関連事業者等」という．）は，基本理念にのっとり，その事業活動に関し，自主的かつ積極的に食育の推進に自ら努めるとともに，国又は地方公共団体が実施する食育の推進に関する施策その他の食育の推進に関する活動に協力するよう努めるものと

する．
（国民の責務）
第十三条 国民は，家庭，学校，保育所，地域その他の社会のあらゆる分野において，基本理念にのっとり，生涯にわたり健全な食生活の実現に自ら努めるとともに，食育の推進に寄与するよう努めるものとする．
（法制上の措置等）
第十四条 政府は，食育の推進に関する施策を実施するため必要な法制上又は財政上の措置その他の措置を講じなければならない．
（年次報告）
第十五条 政府は，毎年，国会に，政府が食育の推進に関して講じた施策に関する報告書を提出しなければならない．

第二章 食育推進基本計画等

（食育推進基本計画）
第十六条 食育推進会議は，食育の推進に関する施策の総合的かつ計画的な推進を図るため，食育推進基本計画を作成するものとする．
2 食育推進基本計画は，次に掲げる事項について定めるものとする．
 一 食育の推進に関する施策についての基本的な方針
 二 食育の推進の目標に関する事項
 三 国民等の行う自発的な食育推進活動等の総合的な促進に関する事項
 四 前三号に掲げるもののほか，食育の推進に関する施策を総合的かつ計画的に推進するために必要な事項
3 食育推進会議は，第一項の規定により食育推進基本計画を作成したときは，速やかにこれを農林水産大臣に報告し，及び関係行政機関の長に通知するとともに，その要旨を公表しなければならない．
4 前項の規定は，食育推進基本計画の変更について準用する．
（都道府県食育推進計画）
第十七条 都道府県は，食育推進基本計画を基本として，当該都道府県の区域内における食育の推進に関する施策についての計画（以下「都道府県食育推進計画」という．）を作成するよう努めなければならない．
2 都道府県（都道府県食育推進会議が置かれている都道府県にあっては，都道府県食育推進会議）は，都道府県食育推進計画を作成し，又は変更したときは，速やかに，その要旨を公表しなければならない．
（市町村食育推進計画）
第十八条 市町村は，食育推進基本計画（都道府県食育推進計画が作成されているときは，食育推進基本計画及び都道府県食育推進計画）を基本として，当該市町村の区域内における食育の推進に関する施策についての計画（以下「市町村食育推進計画」という．）を作成するよう努めなければならない．
2 市町村（市町村食育推進会議が置かれている市町村にあっては，市町村食育推進会議）は，市町村食育推進計画を作成し，又は変更したときは，速やかに，その要旨を公表しなければならない．

第三章 基本的施策

（家庭における食育の推進）
第十九条 国及び地方公共団体は，父母その他の保護者及び子どもの食に対する関心及び理解を深め，健全な食習慣の確立に資するよう，親子で参加する料理教室その他の食事についての望ましい習慣を学びながら食を楽しむ機会の提供，健康美に関する知識の啓発その他の適切な栄養管理に関する知識の普及及び情報の提供，妊産婦に対する栄養指導又は乳幼児をはじめとする子どもを対象とする発達段階に応じた栄養指導その他の家庭における食育の推進を支援するために必要な施策を講ずるものとする．
（学校，保育所等における食育の推進）
第二十条 国及び地方公共団体は，学校，保育所等において魅力ある食育の推進に関する活動を効果的に促進することにより子どもの健全な食生活の実現及び健全な心身の成長が図られるよう，学校，保育所等における食育の推進のための指針の作成に関する支援，食育の指導にふさわしい教職員の設置及び指導的立場にある者の食育の推進において果たすべき役割についての意識の啓発その他の食育に関する指導体制の整備，学校，保育所等又は地域の特色を生かした学校給食等の実施，教育の一

環として行われる農場等における実習，食品の調理，食品廃棄物の再生利用等様々な体験活動を通じた子どもの食に関する理解の促進，過度の痩身又は肥満の心身の健康に及ぼす影響等についての知識の啓発その他必要な施策を講ずるものとする．

（地域における食生活の改善のための取組の推進）

第二十一条　国及び地方公共団体は，地域において，栄養，食習慣，食料の消費等に関する食生活の改善を推進し，生活習慣病を予防して健康を増進するため，健全な食生活に関する指針の策定及び普及啓発，地域における食育の推進に関する専門的知識を有する者の養成及び資質の向上並びにその活用，保健所，市町村保健センター，医療機関等における食育に関する普及及び啓発活動の推進，医学教育等における食育に関する指導の充実，食品関連事業者等が行う食育の推進のための活動への支援等必要な施策を講ずるものとする．

（食育推進運動の展開）

第二十二条　国及び地方公共団体は，国民，教育関係者等，農林漁業者等，食品関連事業者等その他の事業者若しくはその組織する団体又は消費生活の安定及び向上等のための活動を行う民間の団体が自発的に行う食育の推進に関する活動が，地域の特性を生かしつつ，相互に緊密な連携協力を図りながらあまねく全国において展開されるようにするとともに，関係者相互間の情報及び意見の交換が促進されるよう，食育の推進に関する普及啓発を図るための行事の実施，重点的かつ効果的に食育の推進に関する活動を推進するための期間の指定その他必要な施策を講ずるものとする．

2　国及び地方公共団体は，食育の推進に当たっては，食生活の改善のための活動その他の食育の推進に関する活動に携わるボランティアが果たしている役割の重要性にかんがみ，これらのボランティアとの連携協力を図りながら，その活動の充実が図られるよう必要な施策を講ずるものとする．

（生産者と消費者との交流の促進，環境と調和のとれた農林漁業の活性化等）

第二十三条　国及び地方公共団体は，生産者と消費者との間の交流の促進等により，生産者と消費者との信頼関係を構築し，食品の安全性の確保，食料資源の有効な利用の促進及び国民の食に対する理解と関心の増進を図るとともに，環境と調和のとれた農林漁業の活性化に資するため，農林水産物の生産，食品の製造，流通等における体験活動の促進，農林水産物の生産された地域内の学校給食等における利用その他のその地域内における消費の促進，創意工夫を生かした食品廃棄物の発生の抑制及び再生利用等必要な施策を講ずるものとする．

（食文化の継承のための活動への支援等）

第二十四条　国及び地方公共団体は，伝統的な行事や作法と結びついた食文化，地域の特色ある食文化等我が国の伝統のある優れた食文化の継承を推進するため，これらに関する啓発及び知識の普及その他の必要な施策を講ずるものとする．

（食品の安全性，栄養その他の食生活に関する調査，研究，情報の提供及び国際交流の推進）

第二十五条　国及び地方公共団体は，すべての世代の国民の適切な食生活の選択に資するよう，国民の食生活に関し，食品の安全性，栄養，食習慣，食料の生産，流通及び消費並びに食品廃棄物の発生及びその再生利用の状況等について調査及び研究を行うとともに，必要な各種の情報の収集，整理及び提供，データベースの整備その他食に関する正確な情報を迅速に提供するために必要な施策を講ずるものとする．

2　国及び地方公共団体は，食育の推進に資するため，海外における食品の安全性，栄養，食習慣等の食生活に関する情報の収集，食育に関する研究者等の国際的交流，食育の推進に関する活動についての情報交換その他国際交流の推進のために必要な施策を講ずるものとする．

第四章　食育推進会議等

（食育推進会議の設置及び所掌事務）

第二十六条　農林水産省に，食育推進会議を置く．

2　食育推進会議は，次に掲げる事務をつかさどる．

　一　食育推進基本計画を作成し，及びその実施を推進すること．

　二　前号に掲げるもののほか，食育の推進に関する重要事項について審議し，及び食育の推進に関する施策の実施を推進すること．

（組織）

第二十七条　食育推進会議は，会長及び委員二十五人以内をもって組織する．

（会長）

第二十八条　会長は，農林水産大臣をもって充てる．

2　会長は，会務を総理する．

3　会長に事故があるときは，あらかじめその指名する委員がその職務を代理する．

（委員）

第二十九条　委員は，次に掲げる者をもって充てる．

　一　農林水産大臣以外の国務大臣のうちから，農林水産大臣の申出により，内閣総理大臣が指定する者

　二　食育に関して十分な知識と経験を有する者のうちから，農林水産大臣が任命する者

2　前項第二号の委員は，非常勤とする．

（委員の任期）

第三十条　前条第一項第二号の委員の任期は，二年とする．ただし，補欠の委員の任期は，前任者の残任期間とする．

2　前条第一項第二号の委員は，再任されることができる．

（政令への委任）

第三十一条　この章に定めるもののほか，食育推進会議の組織及び運営に関し必要な事項は，政令で定める．

（都道府県食育推進会議）

第三十二条　都道府県は，その都道府県の区域における食育の推進に関して，都道府県食育推進計画の作成及びその実施の推進のため，条例で定めるところにより，都道府県食育推進会議を置くことができる．

2　都道府県食育推進会議の組織及び運営に関し必要な事項は，都道府県の条例で定める．

（市町村食育推進会議）

第三十三条　市町村は，その市町村の区域における食育の推進に関して，市町村食育推進計画の作成及びその実施の推進のため，条例で定めるところにより，市町村食育推進会議を置くことができる．

2　市町村食育推進会議の組織及び運営に関し必要な事項は，市町村の条例で定める．

附　則　抄

（施行期日）

第一条　この法律は，公布の日から起算して一月を超えない範囲内において政令で定める日から施行する．

附　則（平成二一年六月五日法律第四九号）抄

（施行期日）

第一条　この法律は，消費者庁及び消費者委員会設置法（平成二十一年法律第四十八号）の施行の日から施行する．

附　則（平成二七年九月一一日法律第六六号）抄

（施行期日）

第一条　この法律は，平成二十八年四月一日から施行する．ただし，次の各号に掲げる規定は，当該各号に定める日から施行する．

　一　附則第七条の規定　公布の日

（食育基本法の一部改正に伴う経過措置）

第四条　この法律の施行の際現に第二十五条の規定による改正前の食育基本法第二十六条第一項の規定により置かれている食育推進会議は，第二十五条の規定による改正後の食育基本法第二十六条第一項の規定により置かれる食育推進会議となり，同一性をもって存続するものとする．

（政令への委任）

第七条　附則第二条から前条までに定めるもののほか，この法律の施行に関し必要な経過措置は，政令で定める．

③ 健康増進法

（平成十四年八月二日法律第百三号）

最終改正：令和四年六月二十二日法律第七十六号

第一章　総則

（目的）

第一条　この法律は，我が国における急速な高齢化の進展及び疾病構造の変化に伴い，国民の健康の増進の重要性が著しく増大していることにかんがみ，国民の健康の増進の総合的な推進に関し基本的な事項を定めるとともに，国民の栄養の改善その他の国民の健康の増進を図るための措置を講じ，もって国民保健の向上を図ることを目的とする．

（国民の責務）

第二条　国民は，健康な生活習慣の重要性に対する関心と理解を深め，生涯にわたって，自らの健康状態を自覚するとともに，健康の増進に努めなければならない．

（国及び地方公共団体の責務）

第三条　国及び地方公共団体は，教育活動及び広報活動を通じた健康の増進に関する正しい知識の普及，健康の増進に関する情報の収集，整理，分析及び提供並びに研究の推進並びに健康の増進に係る人材の養成及び資質の向上を図るとともに，健康増進事業実施者その他の関係者に対し，必要な技術的援助を与えることに努めなければならない．

（健康増進事業実施者の責務）

第四条　健康増進事業実施者は，健康教育，健康相談その他国民の健康の増進のために必要な事業（以下「健康増進事業」という．）を積極的に推進するよう努めなければならない．

（関係者の協力）

第五条　国，都道府県，市町村（特別区を含む．以下同じ．），健康増進事業実施者，医療機関その他の関係者は，国民の健康の増進の総合的な推進を図るため，相互に連携を図りながら協力するよう努めなければならない．

（定義）

第六条　この法律において「健康増進事業実施者」とは，次に掲げる者をいう．

　一　健康保険法（大正十一年法律第七十号）の規定により健康増進事業を行う全国健康保険協会，健康保険組合又は健康保険組合連合会

　二　船員保険法（昭和十四年法律第七十三号）の規定により健康増進事業を行う全国健康保険協会

　三　国民健康保険法（昭和三十三年法律第百九十二号）の規定により健康増進事業を行う市町村，国民健康保険組合又は国民健康保険団体連合会

　四　国家公務員共済組合法（昭和三十三年法律第百二十八号）の規定により健康増進事業を行う国家公務員共済組合又は国家公務員共済組合連合会

　五　地方公務員等共済組合法（昭和三十七年法律第百五十二号）の規定により健康増進事業を行う地方公務員共済組合又は全国市町村職員共済組合連合会

　六　私立学校教職員共済法（昭和二十八年法律第二百四十五号）の規定により健康増進事業を行う日本私立学校振興・共済事業団

　七　学校保健安全法（昭和三十三年法律第五十六号）の規定により健康増進事業を行う者

　八　母子保健法（昭和四十年法律第百四十一号）の規定により健康増進事業を行う市町村

　九　労働安全衛生法（昭和四十七年法律第五十七号）の規定により健康増進事業を行う事業者

　十　高齢者の医療の確保に関する法律（昭和五十七年法律第八十号）の規定により健康増進事業を行う全国健康保険協会，健康保険組合，市町村，国民健康保険組合，共済組合，日本私立学校振興・共済事業団又は後期高齢者医療広域連合

　十一　介護保険法（平成九年法律第百二十三号）の規定により健康増進事業を行う市町村

　十二　この法律の規定により健康増進事業を行う市町村

　十三　その他健康増進事業を行う者であって，政令で定めるもの

第二章　基本方針等

（基本方針）

第七条　厚生労働大臣は，国民の健康の増進の総合的な推進を図るための基本的な方針（以下「基本方針」という．）を定めるものとする．

2　基本方針は，次に掲げる事項について定めるものとする．

　一　国民の健康の増進の推進に関する基本的な方向

　二　国民の健康の増進の目標に関する事項

　三　次条第一項の都道府県健康増進計画及び同条第二項の市町村健康増進計画の策定に関する基本的な事項

　四　第十条第一項の国民健康・栄養調査その他の健康の増進に関する調査及び研究に関する基本的な事項

　五　健康増進事業実施者間における連携及び協力に関する基本的な事項

　六　食生活，運動，休養，飲酒，喫煙，歯の健康の保持その他の生活習慣に関する正しい知識の普及に関する事項

　七　その他国民の健康の増進の推進に関する重要事項

3　厚生労働大臣は，基本方針を定め，又はこれを変更しようとするときは，あらかじめ，関係行政機関の長に協議するものとする．

4　厚生労働大臣は，基本方針を定め，又はこれを変更したときは，遅滞なく，これを公表するものとする．

（都道府県健康増進計画等）

第八条　都道府県は，基本方針を勘案して，当該都道府県の住民の健康の増進の推進に関する施策についての基本的な計画（以下「都道府県健康増進計画」という．）を定めるものとする．

2　市町村は，基本方針及び都道府県健康増進計画を勘案して，当該市町村の住民の健康の増進の推進に関する施策についての計画（以下「市町村健康増進計画」という．）を定めるよう努めるものとする．

3　国は，都道府県健康増進計画又は市町村健康増進計画に基づいて住民の健康増進のために必要な事業を行う都道府県又は市町村に対し，予算の範囲内において，当該事業に要する費用の一部を補助することができる．

（健康診査の実施等に関する指針）

第九条　厚生労働大臣は，生涯にわたる国民の健康の増進に向けた自主的な努力を促進するため，健康診査の実施及びその結果の通知，健康手帳（自らの健康管理のために必要な事項を記載する手帳をいう．）の交付その他の措置に関し，健康増進事業実施者に対する健康診査の実施等に関する指針（以下「健康診査等指針」という．）を定めるものとする．

2　厚生労働大臣は，健康診査等指針を定め，又はこれを変更しようとするときは，あらかじめ，総務大臣，財務大臣及び文部科学大臣に協議するものとする．

3　厚生労働大臣は，健康診査等指針を定め，又はこれを変更したときは，遅滞なく，これを公表するものとする．

第三章　国民健康・栄養調査等

（国民健康・栄養調査の実施）

第十条　厚生労働大臣は，国民の健康の増進の総合的な推進を図るための基礎資料として，国民の身体の状況，栄養摂取量及び生活習慣の状況を明らかにするため，国民健康・栄養調査を行うものとする．

2　厚生労働大臣は，国立研究開発法人医薬基盤・健康・栄養研究所（以下「研究所」という．）に，国民健康・栄養調査の実施に関する事務のうち集計その他の政令で定める事務の全部又は一部を行わせることができる．

3　都道府県知事（保健所を設置する市又は特別区にあっては，市長又は区長．以下同じ．）は，その管轄区域内の国民健康・栄養調査の執行に関する事務を行う．

（調査世帯）

第十一条　国民健康・栄養調査の対象の選定は，厚生労働省令で定めるところにより，毎年，厚生労働大臣が調査地区を定め，その地区内にお

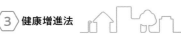

いて都道府県知事が調査世帯を指定することによって行う．

2　前項の規定により指定された調査世帯に属する者は，国民健康・栄養調査の実施に協力しなければならない．

（国民健康・栄養調査員）

第十二条　都道府県知事は，その行う国民健康・栄養調査の実施のために必要があるときは，国民健康・栄養調査員を置くことができる．

2　前項に定めるもののほか，国民健康・栄養調査員に関し必要な事項は，厚生労働省令でこれを定める．

（国の負担）

第十三条　国は，国民健康・栄養調査に要する費用を負担する．

（調査票の使用制限）

第十四条　国民健康・栄養調査のために集められた調査票は，第十条第一項に定める調査の目的以外の目的のために使用してはならない．

（省令への委任）

第十五条　第十条から前条までに定めるもののほか，国民健康・栄養調査の方法及び調査項目その他国民健康・栄養調査の実施に関して必要な事項は，厚生労働省令で定める．

（生活習慣病の発生の状況の把握）

第十六条　国及び地方公共団体は，国民の健康の増進の総合的な推進を図るための基礎資料として，国民の生活習慣とがん，循環器病その他の政令で定める生活習慣病（以下単に「生活習慣病」という．）との相関関係を明らかにするため，生活習慣病の発生の状況の把握に努めなければならない．

（食事摂取基準）

第十六条の二　厚生労働大臣は，生涯にわたる国民の栄養摂取の改善に向けた自主的な努力を促進するため，国民健康・栄養調査その他の健康の保持増進に関する調査及び研究の成果を分析し，その分析の結果を踏まえ，食事による栄養摂取量の基準（以下この条において「食事摂取基準」という．）を定めるものとする．

2　食事摂取基準においては，次に掲げる事項を定めるものとする．

一　国民がその健康の保持増進を図る上で摂取することが望ましい熱量に関する事項

二　国民がその健康の保持増進を図る上で摂取することが望ましい次に掲げる栄養素の量に関する事項

イ　国民の栄養摂取の状況からみてその欠乏が国民の健康の保持増進を妨げているものとして厚生労働省令で定める栄養素

ロ　国民の栄養摂取の状況からみてその過剰な摂取が国民の健康の保持増進を妨げているものとして厚生労働省令で定める栄養素

3　厚生労働大臣は，食事摂取基準を定め，又は変更したときは，遅滞なく，これを公表するものとする．

第四章　保健指導等

（市町村による生活習慣相談等の実施）

第十七条　市町村は，住民の健康の増進を図るため，医師，歯科医師，薬剤師，保健師，助産師，看護師，准看護師，管理栄養士，栄養士，歯科衛生士その他の職員に，栄養の改善その他の生活習慣の改善に関する事項につき住民からの相談に応じさせ，及び必要な栄養指導その他の保健指導を行わせ，並びにこれらに付随する業務を行わせるものとする．

2　市町村は，前項に規定する業務の一部について，健康保険法第六十三条第三項各号に掲げる病院又は診療所その他適当と認められるものに対し，その実施を委託することができる．

（都道府県による専門的な栄養指導その他の保健指導の実施）

第十八条　都道府県，保健所を設置する市及び特別区は，次に掲げる業務を行うものとする．

一　住民の健康の増進を図るために必要な栄養指導その他の保健指導のうち，特に専門的な知識及び技術を必要とするものを行うこと．

二　特定かつ多数の者に対して継続的に食事を供給する施設に対し，栄養管理の実施について必要な指導及び助言を行うこと．

三　前二号の業務に付随する業務を行うこと．

2　都道府県は，前条第一項の規定により市町村が行う業務の実施に関し，市町村相互間の連絡調整を行い，及び市町村の求めに応じ，その設置する保健所による技術的事項についての協力その他当該市町村に対する必要な援助を行うものとする．

（栄養指導員）

第十九条　都道府県知事は，前条第一項に規定する業務（同項第一号及び第三号に掲げる業務については，栄養指導に係るものに限る．）を行う者として，医師又は管理栄養士の資格を有する都道府県，保健所を設置する市又は特別区の職員のうちから，栄養指導員を命ずるものとする．

（市町村による健康増進事業の実施）

第十九条の二　市町村は，第十七条第一項に規定する業務に係る事業以外の健康増進事業であって厚生労働省令で定めるものの実施に努めるものとする．

（都道府県による健康増進事業に対する技術的援助等の実施）

第十九条の三　都道府県は，前条の規定により市町村が行う事業の実施に関し，市町村相互間の連絡調整を行い，及び市町村の求めに応じ，その設置する保健所による技術的事項についての協力その他当該市町村に対する必要な援助を行うものとする．

（健康増進事業の実施に関する情報の提供の求め）

第十九条の四　市町村は，当該市町村の住民であってかつて当該市町村以外の市町村（以下この項において「他の市町村」という．）に居住していたものに対し健康増進事業を行うために必要があると認めるときは，当該他の市町村に対し，厚生労働省令で定めるところにより，当該他の市町村が当該住民に対して行った健康増進事業に関する情報の提供を求めることができる．

2　市町村は，前項の規定による情報の提供の求めについては，電子情報処理組織を使用する方法その他の情報通信の技術を利用する方法であって厚生労働省令で定めるものにより行うよう努めなければならない．

（報告の徴収）

第十九条の五　厚生労働大臣又は都道府県知事は，市町村に対し，必要があると認めるときは，第十七条第一項に規定する業務及び第十九条の二に規定する事業の実施の状況に関する報告を求めることができる．

第五章　特定給食施設

（特定給食施設の届出）

第二十条　特定給食施設（特定かつ多数の者に対して継続的に食事を供給する施設のうち栄養管理が必要なものとして厚生労働省令で定めるものをいう．以下同じ．）を設置した者は，その事業の開始の日から一月以内に，その施設の所在地の都道府県知事に，厚生労働省令で定める事項を届け出なければならない．

2　前項の規定による届出をした者は，同項の厚生労働省令で定める事項に変更を生じたときは，変更の日から一月以内に，その旨を当該都道府県知事に届け出なければならない．その事業を休止し，又は廃止したときも，同様とする．

（特定給食施設における栄養管理）

第二十一条　特定給食施設であって特別の栄養管理が必要なものとして厚生労働省令で定めるところにより都道府県知事が指定するものの設置者は，当該特定給食施設に管理栄養士を置かなければならない．

2　前項に規定する特定給食施設以外の特定給食施設の設置者は，厚生労働省令で定めるところにより，当該特定給食施設に栄養士又は管理栄養士を置くように努めなければならない．

3　特定給食施設の設置者は，前二項に定めるもののほか，厚生労働省令で定める基準に従って，適切な栄養管理を行わなければならない．

（指導及び助言）

第二十二条　都道府県知事は，特定給食施設の設置者に対し，前条第一項又は第三項の規定による栄養管理の実施を確保するため必要があると認めるときは，当該栄養管理の実施に関し必要な指導及び助言をすることができる．

（勧告及び命令）

第二十三条　都道府県知事は，第二十一条第一項の規定に違反して管理栄養士を置かず，若しくは同条第三項の規定に違反して適切な栄養管理を行わず，又は正当な理由がなくて前条の栄養管理をしない特定給食施設の設置者があるときは，当該特定給食施設の設置者に対し，管理栄養士を置き，又は適切な栄養管理を行うよう勧告をすることができる．

2　都道府県知事は，前項に規定する勧告を受けた特定給食施設の設置者が，正当な理由がなくてその勧告に係る措置をとらなかったときは，

当該特定給食施設の設置者に対し，その勧告に係る措置をとるべきことを命ずることができる．

（立入検査等）

第二十四条 都道府県知事は，第二十一条第一項又は第三項の規定による栄養管理の実施を確保するため必要があると認めるときは，特定給食施設の設置者若しくは管理者に対し，その業務に関し報告をさせ，又は栄養指導員に，当該施設に立ち入り，業務の状況若しくは帳簿，書類その他の物件を検査させ，若しくは関係者に質問させることができる．

2 前項の規定により立入検査又は質問をする栄養指導員は，その身分を示す証明書を携帯し，関係者に提示しなければならない．

3 第一項の規定による権限は，犯罪捜査のために認められたものと解釈してはならない．

第六章 受動喫煙防止

第一節 総則

（国及び地方公共団体の責務）

第二十五条 国及び地方公共団体は，望まない受動喫煙が生じないよう，受動喫煙に関する知識の普及，受動喫煙の防止に関する意識の啓発，受動喫煙の防止に必要な環境の整備その他の受動喫煙を防止するための措置を総合的かつ効果的に推進するよう努めなければならない．

（関係者の協力）

第二十六条 国，都道府県，市町村，多数の者が利用する施設（敷地を含む．以下この章において同じ．）及び旅客運送事業自動車等の管理権原者（施設又は旅客運送事業自動車等の管理について権原を有する者をいう．以下この章において同じ．）その他の関係者は，望まない受動喫煙が生じないよう，受動喫煙を防止するための措置の総合的かつ効果的な推進を図るため，相互に連携を図りながら協力するよう努めなければならない．

（喫煙をする際の配慮義務等）

第二十七条 何人も，特定施設及び旅客運送事業自動車等（以下この章において「特定施設等」という．）の第二十九条第一項に規定する喫煙禁止場所以外の場所において喫煙をする際，望まない受動喫煙を生じさせることがないよう周囲の状況に配慮しなければならない．

2 特定施設等の管理権原者は，喫煙をすることができる場所を定めようとするときは，望まない受動喫煙を生じさせることがない場所とするよう配慮しなければならない．

（定義）

第二十八条 この章において，次の各号に掲げる用語の意義は，当該各号に定めるところによる．

一 たばこ たばこ事業法（昭和五十九年法律第六十八号）第二条第三号に掲げる製造たばこであって，同号に規定する喫煙用に供されるもの及び同法第三十八条第二項に規定する製造たばこ代用品をいう．

二 喫煙 人が吸入するため，たばこを燃焼させ，又は加熱することにより煙（蒸気を含む．次号及び次節において同じ．）を発生させることをいう．

三 受動喫煙 人が他人の喫煙によりたばこから発生した煙にさらされることをいう．

四 特定施設 第一種施設，第二種施設及び喫煙目的施設をいう．

五 第一種施設 多数の者が利用する施設のうち，次に掲げるものをいう．

　イ 学校，病院，児童福祉施設その他の受動喫煙により健康を損なうおそれが高い者が主として利用する施設として政令で定めるもの

　ロ 国及び地方公共団体の行政機関の庁舎（行政機関がその事務を処理するために使用する施設に限る．）

六 第二種施設 多数の者が利用する施設のうち，第一種施設及び喫煙目的施設以外の施設をいう．

七 喫煙目的施設 多数の者が利用する施設のうち，その施設を利用する者に対して，喫煙をする場所を提供することを主たる目的とする施設として政令で定める要件を満たすものをいう．

八 旅客運送事業自動車等 旅客運送事業自動車，旅客運送事業航空機，旅客運送事業鉄道等車両及び旅客運送事業船舶をいう．

九 旅客運送事業自動車 道路運送法（昭和二十六年法律第百八十三号）による旅客自動車運送事業者が旅客の運送を行うためその事業の用に供する自動車をいう．

十 旅客運送事業航空機 航空法（昭和二十七年法律第二百三十一号）による本邦航空運送事業者（旅客の運送を行うものに限る．）が旅客の運送を行うためその事業の用に供する航空機をいう．

十一 旅客運送事業鉄道等車両 鉄道事業法（昭和六十一年法律第九十二号）による鉄道事業者（旅客の運送を行うものに限る．）及び索道事業者（旅客の運送を行うものに限る．）並びに軌道法（大正十年法律第七十六号）による軌道経営者（旅客の運送を行うものに限る．）が旅客の運送を行うためその事業の用に供する車両又は搬器をいう．

十二 旅客運送事業船舶 海上運送法（昭和二十四年法律第百八十七号）による船舶運航事業者（旅客の運送を行うものに限る．）が旅客の運送を行うためその事業の用に供する船舶（船舶法（明治三十二年法律第四十六号）第一条に規定する日本船舶に限る．）をいう．

十三 特定屋外喫煙場所 第一種施設の屋外の場所の一部の場所のうち，当該第一種施設の管理権原者によって区画され，厚生労働省令で定めるところにより，喫煙をすることができる場所である旨を記載した標識の掲示その他の厚生労働省令で定める受動喫煙を防止するために必要な措置がとられた場所をいう．

十四 喫煙関連研究場所 たばこに関する研究開発（喫煙を伴うものに限る．）の用に供する場所をいう．

第二節 受動喫煙を防止するための措置

（特定施設等における喫煙の禁止等）

第二十九条 何人も，正当な理由がなくて，特定施設等においては，次の各号に掲げる特定施設等の区分に応じ，当該特定施設等の当該各号に定める場所（以下この節において「喫煙禁止場所」という．）で喫煙をしてはならない．

一 第一種施設 次に掲げる場所以外の場所

　イ 特定屋外喫煙場所

　ロ 喫煙関連研究場所

二 第二種施設 次に掲げる場所以外の屋内の場所

　イ 第三十三条第三項第一号に規定する喫煙専用室の場所

　ロ 喫煙関連研究場所

三 喫煙目的施設 第三十五条第三項第一号に規定する喫煙目的室以外の屋内の場所

四 旅客運送事業自動車及び旅客運送事業航空機 内部の場所

五 旅客運送事業鉄道等車両及び旅客運送事業船舶 第三十三条第三項第一号に規定する喫煙専用室以外の内部の場所

2 都道府県知事は，前項の規定に違反して喫煙をしている者に対し，喫煙の中止又は同項第一号から第三号までに掲げる特定施設の喫煙禁止場所からの退出を命ずることができる．

（特定施設等の管理権原者等の責務）

第三十条 特定施設等の管理権原者等（管理権原者及び施設又は旅客運送事業自動車等の管理者をいう．以下この節において同じ．）は，当該特定施設等の喫煙禁止場所に専ら喫煙の用に供させるための器具及び設備を喫煙の用に供することができる状態で設置してはならない．

2 特定施設の管理権原者等は，当該特定施設の喫煙禁止場所において，喫煙をし，又は喫煙をしようとする者に対し，喫煙の中止又は当該喫煙禁止場所からの退出を求めるよう努めなければならない．

3 旅客運送事業自動車等の管理権原者等は，当該旅客運送事業自動車等の喫煙禁止場所において，喫煙をし，又は喫煙をしようとする者に対し，喫煙の中止を求めるよう努めなければならない．

4 前二項に定めるもののほか，特定施設等の管理権原者等は，当該特定施設等における受動喫煙を防止するために必要な措置をとるよう努めなければならない．

（特定施設等の管理権原者等に対する指導及び助言）

第三十一条 都道府県知事は，特定施設等の管理権原者等に対し，当該特定施設等における受動喫煙を防止するために必要な指導及び助言をすることができる．

（特定施設等の管理権原者等に対する勧告，命令等）

第三十二条 都道府県知事は，特定施設等の管理権原者等が第三十条第一項の規定に違反して器具又は設備を喫煙の用に供することができる状態で設置しているときは，当該管理権原者等に対し，期限を定めて，当該器具又は設備の撤去その他当該器具又は設備を喫煙の用に供すること

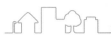

ができないようにするための措置をとるべきことを勧告することができる.

2 都道府県知事は,前項の規定による勧告を受けた特定施設等の管理権原者等が,同項の期限内にこれに従わなかったときは,その旨を公表することができる.

3 都道府県知事は,第一項の規定による勧告を受けた特定施設等の管理権原者等が,その勧告に係る措置をとらなかったときは,当該管理権原者等に対し,期限を定めて,その勧告に係る措置をとるべきことを命ずることができる.

（喫煙専用室）

第三十三条 第二種施設等（第二種施設並びに旅客運送事業鉄道等車両及び旅客運送事業船舶をいう．以下この条及び第三十七条第一項第一号において同じ．）の管理権原者は,当該第二種施設等の屋内又は内部の場所の一部の場所であって,構造及び設備がその室外の場所（特定施設等の屋内又は内部の場所に限る．）へのたばこの煙の流出を防止するための基準として厚生労働省令で定める技術的基準に適合した室（次項及び第三項第一号において「基準適合室」という．）の場所を専ら喫煙をすることができる場所として定めることができる.

2 第二種施設等の管理権原者は,前項の規定により当該第二種施設等の基準適合室の場所を専ら喫煙をすることができる場所として定めようとするときは,厚生労働省令で定めるところにより,当該場所の出入口の見やすい箇所に,次に掲げる事項を記載した標識（以下この節において「喫煙専用室標識」という．）を掲示しなければならない.

一 当該場所が専ら喫煙をすることができる場所である旨
二 当該場所への二十歳未満の者の立入りが禁止されている旨
三 その他厚生労働省令で定める事項

3 第二種施設等の管理権原者は,前項の規定により喫煙専用室標識を掲示したときは,厚生労働省令で定めるところにより,直ちに,当該第二種施設等の主たる出入口の見やすい箇所に,次に掲げる事項を記載した標識（以下この節において「喫煙専用室設置施設等標識」という．）を掲示しなければならない.ただし,当該第二種施設等の主たる出入口の見やすい箇所に,既に喫煙専用室設置施設等標識が掲示されている場合は,この限りでない.

一 喫煙専用室（前項の規定により喫煙専用室標識が掲示されている基準適合室をいう．以下この条及び次条第一項において同じ．）が設置されている旨
二 その他厚生労働省令で定める事項

4 喫煙専用室が設置されている第二種施設等（以下この節において「喫煙専用室設置施設等」という．）の管理権原者は,当該喫煙専用室設置施設等の喫煙専用室の構造及び設備を第一項の厚生労働省令で定める技術的基準に適合するように維持しなければならない.

5 喫煙専用室設置施設等の管理権原者等は,二十歳未満の者を当該喫煙専用室設置施設等の喫煙専用室に立ち入らせてはならない.

6 喫煙専用室設置施設等の管理権原者は,喫煙専用室の場所を専ら喫煙をすることができる場所としないこととしようとするときは,当該喫煙専用室において掲示された喫煙専用室標識を除去しなければならない.

7 喫煙専用室設置施設等の管理権原者は,当該喫煙専用室設置施設等の全ての喫煙専用室の場所を専ら喫煙をすることができる場所としないこととしたときは,直ちに,当該喫煙専用室設置施設等において掲示された喫煙専用室設置施設等標識を除去しなければならない.

（喫煙専用室設置施設等の管理権原者に対する勧告,命令等）

第三十四条 都道府県知事は,喫煙専用室設置施設等の喫煙専用室の構造又は設備が前条第一項の厚生労働省令で定める技術的基準に適合しなくなったと認めるときは,当該喫煙専用室設置施設等の管理権原者に対し,当該喫煙専用室において掲示された喫煙専用室標識及び当該喫煙専用室設置施設等において掲示された喫煙専用室設置施設等標識（喫煙専用室設置施設等に複数の喫煙専用室が設置されている場合にあっては,当該喫煙専用室設置施設等の全ての喫煙専用室の構造又は設備が同項の厚生労働省令で定める技術的基準に適合しなくなったと認めるときに限る．）を直ちに除去し,又は当該喫煙専用室の構造及び設備が同項の厚生労働省令で定める技術的基準に適合するまでの間,当該喫煙専用室の供用を停止することを勧告することができる.

2 都道府県知事は,前項の規定による勧告を受けた喫煙専用室設置施

設等の管理権原者が,その勧告に従わなかったときは,その旨を公表することができる.

3 都道府県知事は,第一項の規定による勧告を受けた喫煙専用室設置施設等の管理権原者が,その勧告に係る措置をとらなかったときは,当該管理権原者に対し,その勧告に係る措置をとるべきことを命ずることができる.

（喫煙目的室）

第三十五条 喫煙目的施設の管理権原者は,当該喫煙目的施設の屋内の場所の全部又は一部の場所であって,構造及び設備がその室外の場所（特定施設等の屋内又は内部の場所に限る．）へのたばこの煙の流出を防止するための基準として厚生労働省令で定める技術的基準に適合した室（次項及び第三項第一号において「基準適合室」という．）の場所を喫煙をすることができる場所として定めることができる.

2 喫煙目的施設の管理権原者は,前項の規定により当該喫煙目的施設の基準適合室の場所を喫煙をすることができる場所として定めようとするときは,厚生労働省令で定めるところにより,当該場所の出入口の見やすい箇所に,次に掲げる事項を記載した標識（以下この節において「喫煙目的室標識」という．）を掲示しなければならない.

一 当該場所が喫煙を目的とする場所である旨
二 当該場所への二十歳未満の者の立入りが禁止されている旨
三 その他厚生労働省令で定める事項

3 喫煙目的施設の管理権原者は,前項の規定により喫煙目的室標識を掲示したときは,厚生労働省令で定めるところにより,直ちに,当該喫煙目的施設の主たる出入口の見やすい箇所に,次に掲げる事項を記載した標識（以下この節において「喫煙目的室設置施設標識」という．）を掲示しなければならない.ただし,当該喫煙目的施設の主たる出入口の見やすい箇所に,既に喫煙目的室設置施設標識が掲示されている場合は,この限りでない.

一 喫煙目的室（前項の規定により喫煙目的室標識が掲示されている基準適合室をいう．以下この条及び次条において同じ．）が設置されている旨
二 その他厚生労働省令で定める事項

4 喫煙目的室が設置されている喫煙目的施設（以下この節において「喫煙目的室設置施設」という．）の管理権原者は,当該喫煙目的室設置施設が第二十八条第七号の政令で定める要件を満たすように維持しなければならない.

5 喫煙目的室設置施設の管理権原者は,当該喫煙目的室設置施設の喫煙目的室の構造及び設備を第一項の厚生労働省令で定める技術的基準に適合するように維持しなければならない.

6 喫煙目的室設置施設（喫煙目的室において客に飲食をさせる営業が行われる施設その他の政令で定める施設に限る．以下この項及び第八項において同じ．）の管理権原者は,帳簿を備え,当該喫煙目的室設置施設の第二十八条第七号の政令で定める要件に関し厚生労働省令で定める事項を記載し,これを保存しなければならない.

7 喫煙目的室設置施設の管理権原者等は,二十歳未満の者を当該喫煙目的室設置施設の喫煙目的室に立ち入らせてはならない.

8 喫煙目的室設置施設の管理権原者等は,当該喫煙目的室設置施設の営業について広告又は宣伝をするときは,厚生労働省令で定めるところにより,当該喫煙目的室設置施設が喫煙目的室設置施設である旨を明らかにしなければならない.

9 喫煙目的室設置施設の管理権原者は,喫煙目的室の場所を喫煙をすることができる場所としないこととしようとするときは,当該喫煙目的室において掲示された喫煙目的室標識を除去しなければならない.

10 喫煙目的室設置施設の管理権原者は,当該喫煙目的室設置施設の全ての喫煙目的室の場所を喫煙をすることができる場所としないこととしたときは,直ちに,当該喫煙目的室設置施設において掲示された喫煙目的室設置施設標識を除去しなければならない.

（喫煙目的室設置施設の管理権原者に対する勧告,命令等）

第三十六条 都道府県知事は,喫煙目的室設置施設が第二十八条第七号の政令で定める要件を満たしていないと認めるときは,当該喫煙目的室設置施設の管理権原者に対し,当該喫煙目的室設置施設の喫煙目的室において掲示された喫煙目的室標識及び当該喫煙目的室設置施設において掲示された喫煙目的室設置施設標識を直ちに除去し,又は当該喫煙目的室設置施設が同号の政令で定める要件を満たすまでの間,当該喫煙目的

室設置施設の供用を停止することを勧告することができる.

2　都道府県知事は，喫煙目的室設置施設の喫煙目的室の構造又は設備が前条第一項の厚生労働省令で定める技術的基準に適合しなくなったと認めるときは，当該喫煙目的室設置施設の管理権原者に対し，当該喫煙目的室において掲示された喫煙目的室標識及び当該喫煙目的室設置施設において掲示された喫煙目的室設置施設標識（喫煙目的室設置施設に複数の喫煙目的室が設置されている場合にあっては，当該喫煙目的室設置施設の全ての喫煙目的室の構造又は設備が同項の厚生労働省令で定める技術的基準に適合しなくなったと認めるときに限る.）を直ちに除去し，又は当該喫煙目的室の構造及び設備が同項の厚生労働省令で定める技術的基準に適合するまでの間，当該喫煙目的室の供用を停止することを勧告することができる.

3　都道府県知事は，前二項の規定による勧告を受けた喫煙目的室設置施設の管理権原者が，その勧告に従わなかったときは，その旨を公表することができる.

4　都道府県知事は，第一項又は第二項の規定による勧告を受けた喫煙目的室設置施設の管理権原者が，その勧告に係る措置をとらなかったときは，当該管理権原者に対し，その勧告に係る措置をとるべきことを命ずることができる.

（標識の使用制限）

第三十七条　何人も，次に掲げる場合を除き，特定施設等において喫煙専用室標識，喫煙専用室設置施設等標識，喫煙目的室標識若しくは喫煙目的室設置施設標識（以下この条において「喫煙専用室標識等」と総称する.）又は喫煙専用室標識等に類似する標識を掲示してはならない.

一　第二種施設等の管理権原者が第三十三条第二項の規定により喫煙専用室標識を掲示する場合又は同条第三項の規定により喫煙専用室設置施設等標識を掲示する場合

二　喫煙目的施設の管理権原者が第三十五条第二項の規定により喫煙目的室標識を掲示する場合又は同条第三項の規定により喫煙目的室設置施設標識を掲示する場合

2　何人も，次に掲げる場合を除き，喫煙専用室標識等を除去し，又は汚損その他喫煙専用室標識等の識別を困難にする行為をしてはならない.

一　喫煙専用室設置施設等の管理権原者が第三十三条第六項の規定により喫煙専用室標識を除去する場合，同条第七項の規定により喫煙専用室設置施設等標識を除去する場合又は第三十四条第一項の規定による勧告若しくは同条第三項の規定に基づく命令に係る措置として喫煙専用室標識及び喫煙専用室設置施設等標識を除去する場合

二　喫煙目的室設置施設の管理権原者が第三十五条第九項の規定により喫煙目的室標識を除去する場合，同条第十項の規定により喫煙目的室設置施設標識を除去する場合又は前条第一項若しくは第二項の規定による勧告若しくは同条第四項の規定に基づく命令に係る措置として喫煙目的室標識及び喫煙目的室設置施設標識を除去する場合

（立入検査等）

第三十八条　都道府県知事は，この節の規定の施行に必要な限度において，特定施設等の管理権原者等に対し，当該特定施設等の喫煙禁止場所における専ら喫煙の用に供させるための器具及び設備の撤去その他の受動喫煙を防止するための措置の実施状況に関し報告をさせ，又はその職員に，特定施設等に立ち入り，当該措置の実施状況若しくは帳簿，書類その他の物件を検査させ，若しくは関係者に質問させることができる.

2　前項の規定により立入検査又は質問をする職員は，その身分を示す証明書を携帯し，関係者に提示しなければならない.

3　第一項の規定による権限は，犯罪捜査のために認められたものと解釈してはならない.

（適用関係）

第三十九条　第一種施設の場所に第一種施設以外の特定施設に該当する場所がある場合においては，当該場所については，第一種施設の場所としてこの章の規定を適用する.

2　旅客運送事業鉄道等車両の場所又は旅客運送事業船舶の場所において現に運行している旅客運送事業自動車の内部の場所については，旅客運送事業自動車に関するこの章の規定を適用する.

3　旅客運送事業自動車の場所又は旅客運送事業航空機の場所に特定施設に該当する場所がある場合においては，当該場所については，旅客運送事業自動車の場所又は旅客運送事業航空機の場所としてこの章の規定

を適用する.

4　旅客運送事業鉄道等車両の場所又は旅客運送事業船舶の場所に特定施設に該当する場所がある場合においては，当該場所については，特定施設の場所としてこの章の規定を適用する.

5　特定施設の場所において現に運行している旅客運送事業自動車等の内部の場所については，旅客運送事業自動車等に関するこの章の規定を適用する.

（適用除外）

第四十条　次に掲げる場所については，この節の規定（第三十条第四項及びこの条の規定を除く.以下この条において同じ.）は，適用しない.

一　人の居住の用に供する場所（次号に掲げる場所を除く.）

二　旅館業法（昭和二十三年法律第百三十八号）第二条第一項に規定する旅館業の施設の客室の場所（同条第三項に規定する簡易宿所営業の施設及び同条第四項に規定する下宿営業の施設の客室（個室を除く.）の場所を除く.）

三　その他前二号に掲げる場所に準ずる場所として政令で定めるもの

2　特定施設等の場所に前項各号に掲げる場所に該当する場所がある場合においては，当該特定施設等の場所（当該同項各号に掲げる場所に該当する場所に限る.）については，この節の規定は，適用しない.

3　特定施設等の場所において一般自動車等（旅客運送事業自動車等以外の自動車，航空機，鉄道車両又は船舶をいう.）が現に運行している場合における当該一般自動車等の内部の場所については，この節の規定は，適用しない.

（受動喫煙に関する調査研究）

第四十一条　国は，受動喫煙に関する調査研究その他の受動喫煙の防止に関する施策の策定に必要な調査研究を推進するよう努めなければならない.

（経過措置）

第四十二条　この章の規定に基づき政令又は厚生労働省令を制定し，又は改廃する場合においては，それぞれ，政令又は厚生労働省令で，その制定又は改廃に伴い合理的に必要と判断される範囲内において，所要の経過措置（罰則に関する経過措置を含む.）を定めることができる.

第七章　特別用途表示等

（特別用途表示の許可）

第四十三条　販売に供する食品につき，乳児用，幼児用，妊産婦用，病者用その他内閣府令で定める特別の用途に適する旨の表示（以下「特別用途表示」という.）をしようとする者は，内閣総理大臣の許可を受けなければならない.

2　前項の許可を受けようとする者は，製品見本を添え，商品名，原材料の配合割合及び当該製品の製造方法，成分分析表，許可を受けようとする特別用途表示の内容その他内閣府令で定める事項を記載した申請書を内閣総理大臣に提出しなければならない.

3　内閣総理大臣は，研究所又は内閣総理大臣の登録を受けた法人（以下「登録試験機関」という.）に，第一項の許可を行うについて必要な試験（以下「許可試験」という.）を行わせるものとする.

4　第一項の許可を申請する者は，実費（許可試験に係る実費を除く.）を勘案して政令で定める額の手数料を国に，研究所の行う許可試験にあっては許可試験に係る実費を勘案して政令で定める額の手数料を研究所に，登録試験機関の行う許可試験にあっては当該登録試験機関が内閣総理大臣の認可を受けて定める額の手数料を当該登録試験機関に納めなければならない.

5　内閣総理大臣は，第一項の許可をしようとするときは，あらかじめ，厚生労働大臣の意見を聴かなければならない.

6　第一項の許可を受けて特別用途表示をする者は，当該許可に係る食品（以下「特別用途食品」という.）につき，内閣府令で定める事項を内閣府令で定めるところにより表示しなければならない.

7　内閣総理大臣は，第一項又は前項の内閣府令を制定し，又は改廃しようとするときは，あらかじめ，厚生労働大臣に協議しなければならない.

（登録試験機関の登録）

第四十四条　登録試験機関の登録を受けようとする者は，内閣府令で定める手続に従い，実費を勘案して政令で定める額の手数料を納めて，内閣総理大臣に登録の申請をしなければならない.

（欠格条項）

第四十五条 次の各号のいずれかに該当する法人は，第四十三条第三項の登録を受けることができない．

一 その法人又はその業務を行う役員がこの法律の規定に違反し，罰金以上の刑に処せられ，その執行を終わり，又はその執行を受けることのなくなった日から二年を経過しないもの

二 第五十五条の規定により登録を取り消され，その取消しの日から二年を経過しない法人

三 第五十五条の規定による登録の取消しの日前三十日以内にその取消しに係る法人の業務を行う役員であった者でその取消しの日から二年を経過しないものがその業務を行う役員となっている法人

（登録の基準）

第四十六条 内閣総理大臣は，第四十四条の規定により登録を申請した者（以下この項において「登録申請者」という．）が次に掲げる要件の全てに適合しているときは，その登録をしなければならない．この場合において，登録に関して必要な手続は，内閣府令で定める．

一 別表の上欄に掲げる機械器具その他の設備を有し，かつ，許可試験は同表の中欄に掲げる条件に適合する知識経験を有する者が実施し，その人数が同表の下欄に掲げる数以上であること．

二 次に掲げる許可試験の信頼性の確保のための措置がとられていること．

イ 試験を行う部門に許可試験の種類ごとにそれぞれ専任の管理者を置くこと．

ロ 許可試験の業務の管理及び精度の確保に関する文書が作成されていること．

ハ ロに掲げる文書に記載されたところに従い許可試験の業務の管理及び精度の確保を行う専任の部門を置くこと．

三 登録申請者が，第四十三条第一項若しくは第六十三条第一項の規定により許可若しくは承認を受けなければならないこととされる食品を製造し，輸入し，又は販売する食品衛生法（昭和二十二年法律第二百三十三号）第四条第八項に規定する営業者（以下この号及び第五十二条第二項において「特別用途食品営業者」という．）に支配されているものとして次のいずれかに該当するものでないこと．

イ 登録申請者が株式会社である場合にあっては，特別用途食品営業者がその親法人（会社法（平成十七年法律第八十六号）第八百七十九条第一項に規定する親法人をいう．）であること．

ロ 登録申請者の役員（持分会社（会社法第五百七十五条第一項に規定する持分会社をいう．）にあっては，業務を執行する社員）に占める特別用途食品営業者の役員又は職員（過去二年間に当該特別用途食品営業者の役員又は職員であった者を含む．）の割合が二分の一を超えていること．

ハ 登録申請者の代表権を有する役員が，特別用途食品営業者の役員又は職員（過去二年間に当該特別用途食品営業者の役員又は職員であった者を含む．）であること．

2 登録は，次に掲げる事項を登録台帳に記帳して行う．

一 登録年月日及び登録番号

二 登録試験機関の名称，代表者の氏名及び主たる事務所の所在地

三 登録試験機関が許可試験を行う事業所の名称及び所在地

（登録の更新）

第四十七条 登録試験機関の登録は，五年以上十年以内において政令で定める期間ごとにその更新を受けなければ，その期間の経過によって，その効力を失う．

2 前三条の規定は，前項の登録の更新について準用する．

（試験の義務）

第四十八条 登録試験機関は，許可試験を行うことを求められたときは，正当な理由がある場合を除き，遅滞なく，許可試験を行わなければならない．

（事業所の変更の届出）

第四十九条 登録試験機関は，許可試験を行う事業所の所在地を変更しようとするときは，変更しようとする日の二週間前までに，内閣総理大臣に届け出なければならない．

（試験業務規程）

第五十条 登録試験機関は，許可試験の業務に関する規程（以下「試験業務規程」という．）を定め，許可試験の業務の開始前に，内閣総理大臣の認可を受けなければならない．これを変更しようとするときも，同様とする．

2 試験業務規程には，許可試験の実施方法，許可試験の手数料その他の内閣府令で定める事項を定めておかなければならない．

3 内閣総理大臣は，第一項の認可をした試験業務規程が許可試験の適正かつ確実な実施上不適当となったと認めるときは，登録試験機関に対し，その試験業務規程を変更すべきことを命ずることができる．

（業務の休廃止）

第五十一条 登録試験機関は，内閣総理大臣の許可を受けなければ，許可試験の業務の全部又は一部を休止し，又は廃止してはならない．

（財務諸表等の備付け及び閲覧等）

第五十二条 登録試験機関は，毎事業年度経過後三月以内に，その事業年度の財産目録，貸借対照表及び損益計算書又は収支計算書並びに事業報告書（その作成に代えて電磁的記録（電子的方式，磁気的方式その他の人の知覚によっては認識することができない方式で作られる記録であって，電子計算機による情報処理の用に供されるものをいう．以下この条において同じ．）の作成がされている場合における当該電磁的記録を含む．次項及び第七十八条第三号において「財務諸表等」という．）を作成し，五年間事業所に備えて置かなければならない．

2 特別用途食品営業者その他の利害関係人は，登録試験機関の業務時間内は，いつでも，次に掲げる請求をすることができる．ただし，第二号又は第四号の請求をするには，登録試験機関の定めた費用を支払わなければならない．

一 財務諸表等が書面をもって作成されているときは，当該書面の閲覧又は謄写の請求

二 前号の書面の謄本又は抄本の請求

三 財務諸表等が電磁的記録をもって作成されているときは，当該電磁的記録に記録された事項を内閣府令で定める方法により表示したものの閲覧又は謄写の請求

四 前号の電磁的記録に記録された事項を電磁的方法であって内閣府令で定めるものにより提供することの請求又は当該事項を記載した書面の交付の請求

（秘密保持義務等）

第五十三条 登録試験機関の役員若しくは職員又はこれらの職にあった者は，許可試験の業務に関して知り得た秘密を漏らしてはならない．

2 許可試験の業務に従事する登録試験機関の役員又は職員は，刑法（明治四十年法律第四十五号）その他の罰則の適用については，法令により公務に従事する職員とみなす．

（適合命令）

第五十四条 内閣総理大臣は，登録試験機関が第四十六条第一項各号のいずれかに適合しなくなったと認めるときは，その登録試験機関に対し，これらの規定に適合するため必要な措置をとるべきことを命ずることができる．

（登録の取消し等）

第五十五条 内閣総理大臣は，登録試験機関が次の各号のいずれかに該当するときは，その登録を取り消し，又は期間を定めて許可試験の業務の全部若しくは一部の停止を命ずることができる．

一 第四十五条第一号又は第三号に該当するに至ったとき．

二 第四十八条，第四十九条，第五十一条，第五十二条第一項又は次条の規定に違反したとき．

三 正当な理由がないのに第五十二条第二項各号の規定による請求を拒んだとき．

四 第五十条第一項の認可を受けた試験業務規程によらないで許可試験を行ったとき．

五 第五十条第三項又は前条の規定による命令に違反したとき．

六 不正の手段により第四十三条第三項の登録（第四十七条第一項の登録の更新を含む．）を受けたとき．

（帳簿の記載）

第五十六条 登録試験機関は，内閣府令で定めるところにより，帳簿を備え，許可試験に関する業務に関し内閣府令で定める事項を記載し，これを保存しなければならない．

（登録試験機関以外の者による人を誤認させる行為の禁止）

第五十七条 登録試験機関以外の者は，その行う業務が許可試験であると人を誤認させるような表示その他の行為をしてはならない．

2 内閣総理大臣は，登録試験機関以外の者に対し，その行う業務が許可試験であると人を誤認させないようにするための措置をとるべきことを命ずることができる．

（報告の徴収）

第五十八条 内閣総理大臣は，この法律の施行に必要な限度において，登録試験機関に対し，その業務又は経理の状況に関し報告をさせることができる．

（立入検査）

第五十九条 内閣総理大臣は，この法律の施行に必要な限度において，その職員に，登録試験機関の事務所又は事業所に立ち入り，業務の状況又は帳簿，書類その他の物件を検査させることができる．

2 前項の規定により立入検査をする職員は，その身分を示す証明書を携帯し，関係者に提示しなければならない．

3 第一項の立入検査の権限は，犯罪捜査のために認められたものと解釈してはならない．

（公示）

第六十条 内閣総理大臣は，次の場合には，その旨を官報に公示しなければならない．

　　一 第四十三条第三項の登録をしたとき．

　　二 第四十七条第一項の規定により登録試験機関の登録がその効力を失ったとき．

　　三 第四十九条の規定による届出があったとき．

　　四 第五十一条の規定による許可をしたとき．

　　五 第五十五条の規定により登録試験機関の登録を取り消し，又は許可試験の業務の停止を命じたとき．

（特別用途食品の検査及び収去）

第六十一条 内閣総理大臣又は都道府県知事は，必要があると認めるときは，当該職員に特別用途食品の製造施設，貯蔵施設又は販売施設に立ち入らせ，販売の用に供する当該特別用途食品を検査させ，又は試験の用に供するのに必要な限度において当該特別用途食品を収去させることができる．

2 前項の規定により立入検査又は収去をする職員は，その身分を示す証明書を携帯し，関係者に提示しなければならない．

3 第一項に規定する当該職員の権限は，食品衛生法第三十条第一項に規定する食品衛生監視員が行うものとする．

4 第一項の規定による権限は，犯罪捜査のために認められたものと解釈してはならない．

5 内閣総理大臣は，研究所に，第一項の規定により収去された食品の試験を行わせるものとする．

（特別用途表示の許可の取消し）

第六十二条 内閣総理大臣は，第四十三条第一項の許可を受けた者が次の各号のいずれかに該当するときは，当該許可を取り消すことができる．

　　一 第四十三条第六項の規定に違反したとき．

　　二 当該許可に係る食品につき虚偽の表示をしたとき．

　　三 当該許可を受けた日以降における科学的知見の充実により当該許可に係る食品について当該許可に係る特別用途表示をすることが適切でないことが判明するに至ったとき．

（特別用途表示の承認）

第六十三条 本邦において販売に供する食品につき，外国において特別用途表示をしようとする者は，内閣総理大臣の承認を受けることができる．

2 第四十三条第二項から第七項まで及び前条の規定は前項の承認について，第六十一条の規定は同項の承認に係る食品について，それぞれ準用する．この場合において，同条第一項中「製造施設，貯蔵施設」とあるのは，「貯蔵施設」と読み替えるものとする．

（特別用途表示がされた食品の輸入の許可）

第六十四条 本邦において販売に供する食品であって，第四十三条第一項の規定による許可又は前条第一項の規定による承認を受けずに特別用途表示がされたものを輸入しようとする者については，その者を第四十三条第一項に規定する特別用途表示をしようとする者とみなして，同条及び第七十二条第二号の規定を適用する．

（誇大表示の禁止）

第六十五条 何人も，食品として販売に供する物に関して広告その他の表示をするときは，健康の保持増進の効果その他内閣府令で定める事項

（次条第三項において「健康保持増進効果等」という．）について，著しく事実に相違する表示をし，又は著しく人を誤認させるような表示をしてはならない．

2 内閣総理大臣は，前項の内閣府令を制定し，又は改廃しようとするときは，あらかじめ，厚生労働大臣に協議しなければならない．

（勧告等）

第六十六条 内閣総理大臣又は都道府県知事は，前条第一項の規定に違反して表示をした者がある場合において，国民の健康の保持増進及び国民に対する正確な情報の伝達に重大な影響を与えるおそれがあると認めるときは，その者に対し，当該表示に関し必要な措置をとるべき旨の勧告をすることができる．

2 内閣総理大臣又は都道府県知事は，前項に規定する勧告を受けた者が，正当な理由がなくてその勧告に係る措置をとらなかったときは，その者に対し，その勧告に係る措置をとるべきことを命ずることができる．

3 第六十一条の規定は，食品として販売に供する物であって健康保持増進効果等についての表示がされたもの（特別用途食品及び第六十三条第一項の承認を受けた食品を除く．）について準用する．

4 都道府県知事は，第一項又は第二項の規定によりその権限を行使したときは，その旨を内閣総理大臣に通知するものとする．

（再審査請求等）

第六十七条 第六十一条第一項（第六十三条第二項において準用する場合を含む．）の規定により保健所を設置する市又は特別区の長が行う処分についての審査請求の裁決に不服がある者は，内閣総理大臣に対して再審査請求をすることができる．

2 保健所を設置する市又は特別区の長が第六十一条第一項（第六十三条第二項において準用する場合を含む．）の規定による処分をする権限をその補助機関である職員又はその管理に属する行政機関の長に委任した場合において，委任を受けた職員又は行政機関の長がその委任に基づいてした処分につき，地方自治法（昭和二十二年法律第六十七号）第二百五十五条の二第二項の再審査請求の裁決があったときは，当該裁決に不服がある者は，同法第二百五十二条の十七の四第五項から第七項までの規定の例により，内閣総理大臣に対して再々審査請求をすることができる．

第八章　雑則

（事務の区分）

第六十八条 第十条第三項，第十一条第一項及び第六十一条第一項（第六十三条第二項において準用する場合を含む．）の規定により都道府県，保健所を設置する市又は特別区が処理することとされている事務は，地方自治法第二条第九項第一号に規定する第一号法定受託事務とする．

（権限の委任）

第六十九条 この法律に規定する厚生労働大臣の権限は，厚生労働省令で定めるところにより，地方厚生局長に委任することができる．

2 前項の規定により地方厚生局長に委任された権限は，厚生労働省令で定めるところにより，地方厚生支局長に委任することができる．

3 内閣総理大臣は，この法律による権限（政令で定めるものを除く．）を消費者庁長官に委任する．

4 消費者庁長官は，政令で定めるところにより，前項の規定により委任された権限の一部を地方厚生局長又は地方厚生支局長に委任することができる．

5 地方厚生局長又は地方厚生支局長は，前項の規定により委任された権限を行使したときは，その結果について消費者庁長官に報告するものとする．

第九章　罰則

第七十条 国民健康・栄養調査に関する事務に従事した公務員，研究所の職員若しくは国民健康・栄養調査員又はこれらの職にあった者が，その職務の執行に関して知り得た人の秘密を正当な理由がなく漏らしたときは，一年以下の懲役又は百万円以下の罰金に処する．

2 職務上前項の秘密を知り得た他の公務員又は公務員であった者が，正当な理由がなくその秘密を漏らしたときも，同項と同様とする．

3 第五十三条第一項の規定に違反してその職務に関して知り得た秘密

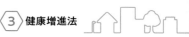

を漏らした者は，一年以下の懲役又は百万円以下の罰金に処する．

4 第五十五条の規定による業務の停止の命令に違反したときは，その違反行為をした登録試験機関の役員又は職員は，一年以下の懲役又は百万円以下の罰金に処する．

第七十一条 第六十六第二項の規定に基づく命令に違反した者は，六月以下の懲役又は百万円以下の罰金に処する．

第七十二条 次の各号のいずれかに該当する者は，五十万円以下の罰金に処する．

　一　第二十三条第二項の規定に基づく命令に違反した者

　二　第四十三条第一項の規定に違反した者

　三　第五十七条第二項の規定による命令に違反した者

第七十三条 次に掲げる違反があった場合においては，その行為をした登録試験機関の代表者，代理人，使用人その他の従業者は，五十万円以下の罰金に処する．

　一　第五十一条の規定による許可を受けないで，許可試験の業務を廃止したとき．

　二　第五十六条の規定による帳簿を備え付けず，帳簿に記載せず，若しくは虚偽の記載をし，又は帳簿を保存しなかったとき．

　三　第五十八条の規定による報告をせず，又は虚偽の報告をしたとき．

　四　第五十九条第一項の規定による検査を拒み，妨げ，又は忌避したとき．

第七十四条 次の各号のいずれかに該当する者は，三十万円以下の罰金に処する．

　一　第二十四条第一項の規定による報告をせず，若しくは虚偽の報告をし，又は同項の規定による検査を拒み，妨げ，若しくは忌避し，若しくは同項の規定による質問に対して答弁をせず，若しくは虚偽の答弁をした者

　二　第六十一条第一項（第六十三条第二項において準用する場合を含む．）の規定による検査又は収去を拒み，妨げ，又は忌避した者

第七十五条 法人の代表者又は法人若しくは人の代理人，使用人その他の従業者が，その法人又は人の業務に関し，第七十二条又は前条の違反行為をしたときは，行為者を罰するほか，その法人又は人に対して各本条の刑を科する．

第七十六条 次の各号のいずれかに該当する者は，五十万円以下の過料に処する．

　一　第三十二条第三項，第三十四条第三項又は第三十六条第四項の規定に基づく命令に違反した者

　二　第三十三条第三項，第三十五条第三項又は第三十七条の規定に違反した者

第七十七条 次の各号のいずれかに該当する者は，三十万円以下の過料に処する．

　一　第二十九条第二項の規定に基づく命令に違反した者

　二　第三十三条第七項又は第三十五条第十項の規定に違反した者

第七十八条 次の各号のいずれかに該当する者は，二十万円以下の過料に処する．

　一　第三十五条第六項の規定による帳簿を備え付けず，帳簿に記載せず，若しくは虚偽の記載をし，又は帳簿を保存しなかった者

　二　第三十八条第一項の規定による報告をせず，若しくは虚偽の報告をし，又は同項の規定による検査を拒み，妨げ，若しくは忌避し，若しくは同項の規定による質問に対して答弁をせず，若しくは虚偽の答弁をした者

　三　第五十二条第一項の規定に違反して財務諸表等を備えて置かず，財務諸表等に記載すべき事項を記載せず，若しくは虚偽の記載をし，又は正当な理由がないのに同条第二項各号の規定による請求を拒んだ者

　　附　則　抄

（施行期日）

第一条 この法律は，公布の日から起算して九月を超えない範囲内において政令で定める日から施行する．ただし，第九条及び附則第八条から第十九条までの規定は，公布の日から起算して二年を超えない範囲内において政令で定める日から施行する．

（栄養改善法の廃止）

第二条 栄養改善法（昭和二十七年法律第二百四十八号）は，廃止する．

（経過措置）

第三条 この法律の施行の際現に存する特定給食施設の設置者は，この法律の施行の日（以下「施行日」という．）から三月を経過する日までの間は，第二十条第一項の届出をしないで，引き続きその事業を行うことができる．

第四条 施行日前にした附則第二条の規定による廃止前の栄養改善法の規定による許可，承認その他の処分又は申請その他の手続は，この附則に別段の定めがある場合を除き，この法律の相当の規定によってした許可，承認その他の処分又は申請その他の手続とみなす．

（罰則に関する経過措置）

第五条 施行日前にした行為に対する罰則の適用については，なお従前の例による．

（政令への委任）

第六条 前三条に規定するもののほか，この法律の施行に伴い必要な経過措置は，政令で定める．

（検討）

第七条 政府は，この法律の施行後五年を経過した場合において，この法律の施行の状況を勘案し，必要があると認めるときは，この法律の規定について検討を加え，その結果に基づいて必要な措置を講ずるものとする．

　　附　則　（平成一五年五月三〇日法律第五五号）抄

（施行期日）

第一条 この法律は，公布の日から起算して三月を超えない範囲内において政令で定める日から施行する．ただし，次の各号に掲げる規定は，当該各号に定める日から施行する．

　一及び二　略

　三　第二条（次号に掲げる改正規定を除く．），第六条（次号に掲げる改正規定を除く．），第八条（次号に掲げる改正規定を除く．）及び第十条並びに附則第二条から第五条まで，第八条，第十六条から第十八条まで，第二十一条から第二十六条まで，第三十一条，第三十三条及び第三十五条の規定　公布の日から起算して九月を超えない範囲内において政令で定める日

　　附　則　（平成一五年五月三〇日法律第五六号）

（施行期日）

第一条 この法律は，公布の日から起算して九月を超えない範囲内において政令で定める日から施行する．ただし，目次の改正規定（「第三十九条」を「第四十条」に改める部分を除く．），第六章の章名の改正規定，第三十二条の次に二条を加える改正規定，第三十三条の改正規定，第三十六条の次に一条を加える改正規定及び附則第三条の規定は，公布の日から起算して三月を超えない範囲内において政令で定める日から施行する．

（施行前の準備）

第二条 この法律による改正後の健康増進法（以下「新法」という．）第二十六条第三項の登録を受けようとする者は，この法律の施行前においても，その申請を行うことができる．新法第二十六条の八第一項の規定による試験業務規程の認可の申請についても，同様とする．

（政令への委任）

第三条 前条に定めるもののほか，この法律の施行に関し必要となる経過措置は，政令で定める．

（検討）

第四条 政府は，この法律の施行後五年を経過した場合において，この法律の施行の状況を勘案し，必要があると認めるときは，この法律の規定について検討を加え，その結果に基づいて必要な措置を講ずるものとする．

　　附　則　（平成一七年六月二九日法律第七七号）抄

（施行期日）

第一条 この法律は，平成十八年四月一日から施行する．

（罰則に関する経過措置）

第五十五条 この法律の施行前にした行為及び附則第九条の規定によりなお従前の例によることとされる場合におけるこの法律の施行後にした行為に対する罰則の適用については，なお従前の例による．

附　則（平成一七年七月二六日法律第八七号）抄
この法律は，会社法の施行の日から施行する．

附　則（平成一八年六月二一日法律第八三号）抄
（施行期日）
第一条　この法律は，平成十八年十月一日から施行する．ただし，次の各号に掲げる規定は，それぞれ当該各号に定める日から施行する．
　一　第十条並びに附則第四条，第三十三条から第三十六条まで，第五十二条第一項及び第二項，第百五条，第百二十四条並びに第百三十一条から第百三十三条までの規定　公布の日
　二及び三　略
　四　第三条，第七条，第十三条，第十六条，第十九条及び第二十四条並びに附則第二条第二項，第三十七条から第三十九条まで，第四十一条，第四十二条，第四十四条，第五十七条，第六十六条，第七十五条，第七十六条，第七十八条，第七十九条，第八十一条，第八十四条，第八十五条，第八十七条，第八十九条，第九十三条から第九十五条まで，第九十七条から第百条まで，第百三条，第百九条，第百十四条，第百十七条，第百二十条，第百二十三条，第百二十六条，第百二十八条及び第百三十条の規定　平成二十年四月一日
　五　第四条，第八条及び第二十五条並びに附則第十六条，第十七条，第十八条第一項及び第二項，第十九条から第三十一条まで，第八十条，第八十二条，第八十八条，第九十二条，第百一条，第百四条，第百七条，第百八条，第百十五条，第百十六条，第百十八条，第百二十一条並びに第百二十九条の規定　平成二十年十月一日
（罰則に関する経過措置）
第百三十一条　この法律（附則第一条各号に掲げる規定については，当該各規定．以下同じ．）の施行前にした行為，この附則の規定によりなお従前の例によることとされる場合及びこの附則の規定によりなおその効力を有することとされる場合におけるこの法律の施行後にした行為並びにこの法律の施行後前条第一項の規定によりなおその効力を有するものとされる同項に規定する法律の規定の失効前にした行為に対する罰則の適用については，なお従前の例による．
（処分，手続等に関する経過措置）
第百三十二条　この法律の施行前に改正前のそれぞれの法律（これに基づく命令を含む．以下この条において同じ．）の規定によってした処分，手続その他の行為であって，改正後のそれぞれの法律の規定に相当の規定があるものは，この附則に別段の定めがあるものを除き，改正後のそれぞれの法律の相当の規定によってしたものとみなす．
2　この法律の施行前に改正前のそれぞれの法律の規定により届出その他の手続をしなければならない事項で，この法律の施行の日前にその手続がされていないものについては，この法律及びこれに基づく命令に別段の定めがあるものを除き，これを，改正後のそれぞれの法律中の相当の規定により手続がされていないものとみなして，改正後のそれぞれの法律の規定を適用する．
（その他の経過措置の政令への委任）
第百三十三条　附則第三条から前条までに規定するもののほか，この法律の施行に伴い必要な経過措置は，政令で定める．

附　則（平成一九年四月二三日法律第三〇号）抄
（施行期日）
第一条　この法律は，公布の日から施行する．ただし，次の各号に掲げる規定は，当該各号に定める日から施行する．
　一から二まで　略
　三　第二条，第四条，第六条及び第八条並びに附則第二十七条，第二十八条，第二十九条第一項及び第二項，第三十条から第五十条まで，第五十四条から第六十条まで，第六十二条，第六十四条，第六十五条，第六十七条，第六十八条，第七十一条から第七十三条まで，第七十七条から第八十条まで，第八十二条，第八十四条，第八十五条，第九十条，第九十四条，第九十六条から第百条まで，第百三条，第百五条から第百十八条まで，第百二十条，第百二十一条，第百二十三条から第百二十五条まで，第百二十八条，第百三十条から第百三十四条まで，第百三十七条，第百三十九条及び第百三十九条の二の規定　日本年金機構法の施行の日
（罰則に関する経過措置）

第百四十一条　この法律（附則第一条各号に掲げる規定については，当該各規定．以下この項において同じ．）の施行前にした行為及びこの附則の規定によりなお従前の例によることとされる場合におけるこの法律の施行後にした行為に対する罰則の適用については，なお従前の例による．
（政令への委任）
第百四十三条　この附則に規定するもののほか，この法律の施行に伴い必要な経過措置は，政令で定める．

附　則（平成一九年七月六日法律第一〇九号）抄
（施行期日）
第一条　この法律は，平成二十二年四月一日までの間において政令で定める日から施行する．ただし，次の各号に掲げる規定は，当該各号に定める日から施行する．
　一　附則第三条から第六条まで，第八条，第九条，第十二条第三項及び第四項，第二十九条並びに第三十六条の規定，附則第六十三条中健康保険法等の一部を改正する法律（平成十八年法律第八十三号）附則第十八条第一項の改正規定，附則第六十四条中特別会計に関する法律（平成十九年法律第二十三号）附則第二十三条第一項，第六十七条第一項及び第九十一条の改正規定並びに附則第六十六条及び第七十五条の規定　公布の日

附　則（平成一九年七月六日法律第一一一号）　抄
（施行期日）
第一条　この法律は，公布の日から施行する．

附　則（平成二〇年六月一八日法律第七三号）抄
（施行期日）
第一条　この法律は，平成二十一年四月一日から施行する．

附　則（平成二一年六月五日法律第四九号）抄
（施行期日）
第一条　この法律は，消費者庁及び消費者委員会設置法（平成二十一年法律第四十八号）の施行の日から施行する．ただし，次の各号に掲げる規定は，当該各号に定める日から施行する．
　一　附則第九条の規定　この法律の公布の日
（処分等に関する経過措置）
第四条　この法律の施行前にこの法律による改正前のそれぞれの法律（これに基づく命令を含む．以下「旧法令」という．）の規定によりされた免許，許可，認可，承認，指定その他の処分又は通知その他の行為は，法令に別段の定めがあるもののほか，この法律の施行後は，この法律による改正後のそれぞれの法律（これに基づく命令を含む．以下「新法令」という．）の相当規定によりされた免許，許可，認可，承認，指定その他の処分又は通知その他の行為とみなす．
2　この法律の施行の際現に旧法令の規定によりされている免許の申請，届出その他の行為は，法令に別段の定めがあるもののほか，この法律の施行後は，新法令の相当規定によりされた免許の申請，届出その他の行為とみなす．
3　この法律の施行前に旧法令の規定により報告，届出，提出その他の手続をしなければならない事項で，この法律の施行日前にその手続がされていないものについては，法令に別段の定めがあるもののほか，この法律の施行後は，これを，新法令の相当規定によりその手続がされていないものとみなして，新法令の規定を適用する．
（命令の効力に関する経過措置）
第五条　旧法令の規定により発せられた内閣府設置法第七条第三項の内閣府令又は国家行政組織法第十二条第一項の省令は，法令に別段の定めがあるもののほか，この法律の施行後は，新法令の相当規定に基づいて発せられた相当の内閣府設置法第七条第三項の内閣府令又は国家行政組織法第十二条第一項の省令としての効力を有するものとする．
（罰則の適用に関する経過措置）
第八条　この法律の施行前にした行為及びこの法律の附則においてなお従前の例によることとされる場合におけるこの法律の施行後にした行為に対する罰則の適用については，なお従前の例による．
（政令への委任）

第九条 附則第二条から前条までに定めるもののほか，この法律の施行に関し必要な経過措置（罰則に関する経過措置を含む.）は，政令で定める.

附　則（平成二三年六月二二日法律第七二号）抄
（施行期日）
第一条 この法律は，平成二十四年四月一日から施行する．ただし，次の各号に掲げる規定は，当該各号に定める日から施行する.
　一　第二条（老人福祉法目次の改正規定，同法第四章の二を削る改正規定，同法第四章の三を第四章の二とする改正規定及び同法第四十条第一号の改正規定（「第二十八条の十二第一項若しくは」を削る部分に限る.）に限る.），第四条，第六条及び第七条の規定並びに附則第九条，第十一条，第十五条，第二十二条，第四十一条，第四十七条（東日本大震災に対処するための特別の財政援助及び助成に関する法律（平成二十三年法律第四十号）附則第一条ただし書の改正規定及び同条各号を削る改正規定並びに同法附則第十四条の改正規定に限る.）及び第五十条から第五十二条までの規定　公布の日
（検討）
第二条 政府は，この法律の施行後五年を目途として，この法律の規定による改正後の規定の施行の状況について検討を加え，必要があると認めるときは，その結果に基づいて所要の措置を講ずるものとする.
（罰則に関する経過措置）
第五十一条 この法律（附則第一条第一号に掲げる規定にあっては，当該規定）の施行前にした行為に対する罰則の適用については，なお従前の例による.
（政令への委任）
第五十二条 この附則に定めるもののほか，この法律の施行に関し必要な経過措置（罰則に関する経過措置を含む.）は，政令で定める.

附　則（平成二三年八月三〇日法律第一〇五号）抄
（施行期日）
第一条 この法律は，公布の日から施行する.
（罰則に関する経過措置）
第八十一条 この法律（附則第一条各号に掲げる規定にあっては，当該規定．以下この条において同じ.）の施行前にした行為及びこの附則の規定によりなお従前の例によることとされる場合におけるこの法律の施行後にした行為に対する罰則の適用については，なお従前の例による.
（政令への委任）
第八十二条 この附則に規定するもののほか，この法律の施行に関し必要な経過措置（罰則に関する経過措置を含む.）は，政令で定める.

附　則（平成二五年六月二八日法律第七〇号）抄
（施行期日）
第一条 この法律は，公布の日から起算して二年を超えない範囲内において政令で定める日から施行する．ただし，次条及び附則第十八条の規定については，公布の日から施行する.
（経過措置）
第十六条 この法律の施行前に附則第四条の規定による改正前の食品衛生法，附則第六条の規定による改正前の農林物資の規格化及び品質表示の適正化に関する法律又は附則第十一条の規定による改正前の健康増進法の規定によってした処分その他の行為であって，この法律に相当の規定があるものは，当該規定によってしたものとみなす.
（罰則の適用に関する経過措置）
第十七条 この法律の施行前にした行為に対する罰則の適用については，なお従前の例による.
（政令への委任）
第十八条 この附則に規定するもののほか，この法律の施行に関し必要な経過措置は，政令で定める.

附　則（平成二六年五月二一日法律第三八号）抄
（施行期日）
第一条 この法律は，公布の日から起算して一年を超えない範囲内において政令で定める日から施行する.

附　則（平成二六年六月四日法律第五一号）抄
（施行期日）
第一条 この法律は，平成二十七年四月一日から施行する．ただし，次の各号に掲げる規定は，当該各号に定める日から施行する.
　一及び二　略
　三　第一条から第三条まで，第三十四条及び第三十五条の規定並びに附則第十六条（登録免許税法（昭和四十二年法律第三十五号）別表第一第八十六号の改正規定に限る.）の規定　平成二十八年四月一日
（処分，申請等に関する経過措置）
第七条 この法律（附則第一条各号に掲げる規定については，当該各規定．以下この条及び次条において同じ.）の施行前にこの法律による改正前のそれぞれの法律の規定によりされた許可等の処分その他の行為（以下この項において「処分等の行為」という.）又はこの法律の施行の際現にこの法律による改正前のそれぞれの法律の規定によりされている許可等の申請その他の行為（以下この項において「申請等の行為」という.）で，この法律の施行の日においてこれらの行為に係る行政事務を行うべき者が異なることとなるものは，附則第二条から前条までの規定又はこの法律による改正後のそれぞれの法律（これに基づく命令を含む.）の経過措置に関する規定に定めるものを除き，この法律の施行の日以後におけるこの法律による改正後のそれぞれの法律の適用については，この法律による改正後のそれぞれの法律の相当規定によりされた処分等の行為又は申請等の行為とみなす.
2　この法律の施行前にこの法律による改正前のそれぞれの法律の規定により国又は地方公共団体の機関に対し報告，届出，提出その他の手続をしなければならない事項で，この法律の施行の日前にその手続がされていないものについては，この法律及びこれに基づく政令に別段の定めがあるもののほか，これを，この法律による改正後のそれぞれの法律の相当規定により国又は地方公共団体の相当の機関に対して報告，届出，提出その他の手続をしなければならない事項についてその手続がされていないものとみなして，この法律による改正後のそれぞれの法律の規定を適用する.
（罰則に関する経過措置）
第八条 この法律の施行前にした行為に対する罰則の適用については，なお従前の例による.
（政令への委任）
第九条 附則第二条から前条までに規定するもののほか，この法律の施行に関し必要な経過措置（罰則に関する経過措置を含む.）は，政令で定める.

附　則（平成二六年六月一三日法律第六七号）抄
（施行期日）
第一条 この法律は，独立行政法人通則法の一部を改正する法律（平成二十六年法律第六十六号．以下「通則法改正法」という.）の施行の日から施行する．ただし，次の各号に掲げる規定は，当該各号に定める日から施行する.
　一　附則第十四条第二項，第十八条及び第三十条の規定　公布の日
（処分等の効力）
第二十八条 この法律の施行前にこの法律による改正前のそれぞれの法律（これに基づく命令を含む.）の規定によってした又はすべき処分，手続その他の行為であってこの法律による改正後のそれぞれの法律（これに基づく命令を含む．以下この条において「新法令」という.）に相当の規定があるものは，法律（これに基づく政令を含む.）に別段の定めのあるものを除き，新法令の相当の規定によってした又はすべき処分，手続その他の行為とみなす.
（罰則に関する経過措置）
第二十九条 この法律の施行前にした行為及びこの附則の規定によりなおその効力を有することとされる場合におけるこの法律の施行後にした行為に対する罰則の適用については，なお従前の例による.
（その他の経過措置の政令等への委任）
第三十条 附則第三条から前条までに定めるもののほか，この法律の施行に関し必要な経過措置（罰則に関する経過措置を含む.）は，政令（人事院の所掌する事項については，人事院規則）で定める.

附　則（平成二六年六月一三日法律第六九号）抄

（施行期日）

第一条 この法律は，行政不服審査法（平成二十六年法律第六十八号）の施行の日から施行する．

（経過措置の原則）

第五条 行政庁の処分その他の行為又は不作為についての不服申立てであってこの法律の施行前にされた行政庁の処分その他の行為又はこの法律の施行前にされた申請に係る行政庁の不作為に係るものについては，この附則に特別の定めがある場合を除き，なお従前の例による．

（訴訟に関する経過措置）

第六条 この法律による改正前の法律の規定により不服申立てに対する行政庁の裁決，決定その他の行為を経た後でなければ訴えを提起できないこととされる事項であって，当該不服申立てを提起しないでこの法律の施行前にこれを提起すべき期間を経過したもの（当該不服申立てが他の不服申立てに対する行政庁の裁決，決定その他の行為を経た後でなければ提起できないとされる場合にあっては，当該他の不服申立てを提起しないでこの法律の施行前にこれを提起すべき期間を経過したものを含む．）の訴えの提起については，なお従前の例による．

2　この法律の規定による改正前の法律の規定（前条の規定によりなお従前の例によることとされる場合を含む．）により異議申立てが提起された処分その他の行為であって，この法律の規定による改正後の法律の規定により審査請求に対する裁決を経た後でなければ取消しの訴えを提起することができないこととされるものの取消しの訴えの提起については，なお従前の例による．

3　不服申立てに対する行政庁の裁決，決定その他の行為の取消しの訴えであって，この法律の施行前に提起されたものについては，なお従前の例による．

（罰則に関する経過措置）

第九条 この法律の施行前にした行為並びに附則第五条及び前二条の規定によりなお従前の例によることとされる場合におけるこの法律の施行後にした行為に対する罰則の適用については，なお従前の例による．

（その他の経過措置の政令への委任）

第十条 附則第五条から前条までに定めるもののほか，この法律の施行に関し必要な経過措置（罰則に関する経過措置を含む．）は，政令で定める．

附　則　（平成二九年五月三一日法律第四一号）抄

（施行期日）

第一条 この法律は，平成三十一年四月一日から施行する．ただし，次条及び附則第四十八条の規定は，公布の日から施行する．

（政令への委任）

第四十八条 この附則に規定するもののほか，この法律の施行に関し必要な経過措置は，政令で定める．

附　則　（平成三〇年七月二五日法律第七八号）抄

（施行期日）

第一条 この法律は，平成三十二年四月一日から施行する．ただし，次の各号に掲げる規定は，当該各号に定める日から施行する．

一　附則第七条の規定　公布の日

二　第一条及び附則第十一条の規定　公布の日から起算して六月を超えない範囲内において政令で定める日

三　第二条並びに附則第五条第一項及び第六条の規定　公布の日から起算して一年六月を超えない範囲内において政令で定める日

（既存特定飲食提供施設に関する特例）

第二条 既存特定飲食提供施設についてのこの法律の施行の日から受動喫煙（第三条の規定による改正後の健康増進法（以下「新法」という．）第二十八条第三号に規定する受動喫煙をいう．附則第五条第一項を除き，以下同じ．）の防止に関する国民の意識及び既存特定飲食提供施設における受動喫煙を防止するための取組の状況を勘案し別に法律で定める日までの間における新法第二十九条第一項第二号，第三十三条及び第三十四条の規定の適用については，次の表の上欄に掲げる新法の規定中同表の中欄に掲げる字句は，それぞれ同表の下欄に掲げる字句とする．

第二十九条第一項第二号イ及び第三十三条の見出し	喫煙専用室	喫煙可能室
第三十三条第一項	一部	全部又は一部
	専ら喫煙	喫煙
第三十三条第二項	を専ら喫煙	を喫煙
	この節	この条及び次条第一項
	喫煙専用室標識	喫煙可能室標識
第三十三条第二項第一号	専ら喫煙	喫煙
	喫煙専用室標識を	喫煙可能室標識を
第三十三条第三項	この節	この条及び次条第一項
	喫煙専用室設置施設等標識	喫煙可能室設置施設標識
第三十三条第三項第一号	喫煙専用室（	喫煙可能室（
	喫煙専用室標識	喫煙可能室標識
第三十三条第四項	喫煙専用室が	喫煙可能室が
	この節	この条及び次条
	喫煙専用室設置施設等	喫煙可能室設置施設
	喫煙専用室の	喫煙可能室の
第三十三条第五項	喫煙専用室設置施設等	喫煙可能室設置施設
	喫煙専用室に	喫煙可能室に
第三十三条第六項	喫煙専用室の	喫煙可能室の
	専ら喫煙	喫煙
	喫煙専用室に	喫煙可能室に
	喫煙専用室標識	喫煙可能室標識
第三十三条第七項	喫煙専用室設置施設等の	喫煙可能室設置施設の
	喫煙専用室の	喫煙可能室の
	専ら喫煙	喫煙
	喫煙専用室設置施設等に	喫煙可能室設置施設に
	喫煙専用室設置施設等標識	喫煙可能室設置施設標識
第三十四条の見出し	喫煙専用室設置施設等	喫煙可能室設置施設
第三十四条第一項	喫煙専用室設置施設等の	喫煙可能室設置施設の
	喫煙専用室の	喫煙可能室の
	喫煙専用室	喫煙可能室
	喫煙専用室標識	喫煙可能室標識
	喫煙専用室設置施設等に	喫煙可能室設置施設に
	喫煙専用室設置施設等標識	喫煙可能室設置施設標識
	喫煙専用室が	喫煙可能室が
第三十四条第二項及び第三項	喫煙専用室設置施設等	喫煙可能室設置施設

2　前項の「既存特定飲食提供施設」とは，この法律の施行の際現に存する第二種施設（新法第二十八条第六号に規定する第二種施設をいう．）のうち，飲食店，喫茶店その他設備を設けて客に飲食をさせる営業が行われる施設（次の各号に掲げるいずれかの会社により営まれるもの又は当該施設の客席の部分の床面積が百平方メートルを超えるものを除く．）をいう．

一　大規模会社（資本金の額又は出資の総額が五千万円を超える会社をいう．次号において同じ．）

二　資本金の額又は出資の総額が五千万円以下の会社のうち，次に掲げるもの

イ　一の大規模会社が発行済株式又は出資の総数又は総額の二分の一以上を有する会社

ロ　大規模会社が発行済株式又は出資の総数又は総額の三分の二以上を有する会社（イに掲げるものを除く．）

3　喫煙可能室設置施設（第一項の規定により読み替えられた新法第三十三条第四項に規定する喫煙可能室設置施設をいう．以下この条及び附則第四条第二項第三号において同じ．）の管理権原者（新法第二十六条に規定する管理権原者をいう．次条第一項及び附則第四条において同じ．）は，前項に規定する既存特定飲食提供施設に該当することを証明する書類として厚生労働省令で定めるものを備え，これを保存しなければならない．

4　喫煙可能室設置施設の管理権原者等（新法第三十条第一項に規定する管理権原者等をいう．次項並びに次条第二項及び第三項において同じ．）は，当該喫煙可能室設置施設の営業について広告又は宣伝をするときは，厚生労働省令で定めるところにより，当該喫煙可能室設置施設が喫煙可能室設置施設である旨を明らかにしなければならない．

5　都道府県知事（保健所を設置する市又は特別区にあっては，市長又は区長．次条第三項において同じ．）は，この条の規定の施行に必要な限度において，喫煙可能室設置施設の管理権原者等に対し，当該喫煙可能室設置施設の状況その他必要な事項に関し報告をさせ，又はその職員に，喫煙可能室設置施設に立ち入り，当該喫煙可能室設置施設の状況若しくは帳簿，書類その他の物件を検査させ，若しくは関係者に質問させることができる．

6　前項の規定により立入検査又は質問をする職員は，その身分を示す証明書を携帯し，関係者に提示しなければならない．

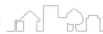

7　第五項の規定による権限は，犯罪捜査のために認められたものと解釈してはならない．

8　次の各号のいずれかに該当する者は，二十万円以下の過料に処する．

　一　第三項の規定による書類を備え付けず，又は保存しなかった者

　二　第五項の規定による報告をせず，若しくは虚偽の報告をし，又は同項の規定による検査を拒み，妨げ，若しくは忌避し，若しくは同項の規定による質問に対して答弁をせず，若しくは虚偽の答弁をした者

（指定たばこ専用喫煙室に関する経過措置）

第三条　新法第三十三条第一項に規定する第二種施設等（以下この項並びに次条第一項第一号及び第四号において「第二種施設等」という．）の管理権原者が当該第二種施設等の屋内又は内部の場所の一部の場所を指定たばこ（新法第二十八条第一号に規定するたばこ（以下この項において「たばこ」という．）のうち，当該たばこから発生した煙（蒸気を含む．）が他人の健康を損なうおそれがあることが明らかでないたばことして厚生労働大臣が指定するものをいう．以下この項において同じ．）のみの喫煙（新法第二十八条第二号に規定する喫煙をいう．）をすることができる場所として定めようとする場合における当該第二種施設等についての新法第二十九条第一項，第三十三条及び第三十四条の規定の適用については，この法律の公布の際における指定たばこによる受動喫煙が人の健康に及ぼす影響に関する科学的知見に鑑み，当分の間，次の表の上欄に掲げる新法の規定中同表の中欄に掲げる字句は，それぞれ同表の下欄に掲げる字句とする．

第二十九条第一項第二号イ及び第五号並びに第三十三条の見出し	喫煙専用室	指定たばこ専用喫煙室
第三十三条第一項	たばこ	指定たばこ（たばこのうち，当該たばこから発生した煙が他人の健康を損なうおそれがあることが明らかでないたばことして厚生労働大臣が指定するものをいう．以下この項において同じ．）
	専ら喫煙	喫煙（指定たばこのみの喫煙をいう．以下この条において同じ．）
第三十三条第二項	を専ら喫煙	を喫煙
	この節	この条及び次条第一項
	喫煙専用室標識	指定たばこ専用喫煙室標識
第三十三条第二項第一号	専ら喫煙	喫煙
	喫煙専用室標識を	指定たばこ専用喫煙室標識を
第三十三条第三項	この節	この条及び次条第一項
	喫煙専用室設置施設等標識	指定たばこ専用喫煙室設置施設等標識
第三十三条第三項第一号	喫煙専用室（	指定たばこ専用喫煙室（
	喫煙専用室標識	指定たばこ専用喫煙室標識
第三十三条第四項	喫煙専用室が	指定たばこ専用喫煙室が
	この節	この条及び次条
	喫煙専用室設置施設等	指定たばこ専用喫煙室設置施設等
	喫煙専用室の	指定たばこ専用喫煙室の
第三十三条第五項	喫煙専用室設置施設等	指定たばこ専用喫煙室設置施設等
	喫煙専用室に	指定たばこ専用喫煙室に
第三十三条第六項	喫煙専用室設置施設等	指定たばこ専用喫煙室設置施設等
	喫煙専用室の	指定たばこ専用喫煙室の
	専ら喫煙	喫煙
	喫煙専用室に	指定たばこ専用喫煙室に
	喫煙専用室標識	指定たばこ専用喫煙室標識
第三十三条第七項	喫煙専用室設置施設等の	指定たばこ専用喫煙室設置施設等の
	喫煙専用室の	指定たばこ専用喫煙室の
	専ら喫煙	喫煙
	喫煙専用室設置施設等に	指定たばこ専用喫煙室設置施設等に
	喫煙専用室設置施設等標識	指定たばこ専用喫煙室設置施設等標識
第三十四条の見出し	喫煙専用室設置施設等	指定たばこ専用喫煙室設置施設等
	喫煙専用室設置施設等の	指定たばこ専用喫煙室設置施設等の
	喫煙専用室の	指定たばこ専用喫煙室の
	喫煙専用室に	指定たばこ専用喫煙室に
第三十四条第一項	喫煙専用室標識	指定たばこ専用喫煙室標識
	喫煙専用室設置施設等に	指定たばこ専用喫煙室設置施設等に
	喫煙専用室設置施設等標識	指定たばこ専用喫煙室設置施設等標識
	喫煙専用室が	指定たばこ専用喫煙室が
第三十四条第二項及び第三項	喫煙専用室設置施設等	指定たばこ専用喫煙室設置施設等

2　指定たばこ専用喫煙室設置施設等（前項の規定により読み替えられた新法第三十三条第四項に規定する指定たばこ専用喫煙室設置施設等をいう．以下この条及び次条第二項第四号において同じ．）の管理権原者等は，当該指定たばこ専用喫煙室設置施設等の営業について広告又は宣伝をするときは，厚生労働省令で定めるところにより，当該指定たばこ専用喫煙室設置施設等が指定たばこ専用喫煙室設置施設等である旨を明らかにしなければならない．

3　都道府県知事は，この条の規定の施行に必要な限度において，指定たばこ専用喫煙室設置施設等の管理権原者等に対し，当該指定たばこ専用喫煙室設置施設等の状況その他必要な事項に関し報告をさせ，又はその職員に，指定たばこ専用喫煙室設置施設等に立ち入り，当該指定たばこ専用喫煙室設置施設等の状況若しくは帳簿，書類その他の物件を検査させ，若しくは関係者に質問させることができる．

4　前項の規定により立入検査又は質問をする職員は，その身分を示す証明書を携帯し，関係者に提示しなければならない．

5　第三項の規定による権限は，犯罪捜査のために認められたものと解釈してはならない．

6　第三項の規定による報告をせず，若しくは虚偽の報告をし，又は同項の規定による検査を拒み，妨げ，若しくは忌避し，若しくは同項の規定による質問に対して答弁をせず，若しくは虚偽の答弁をした者は，二十万円以下の過料に処する．

（標識の使用制限に関する経過措置）

第四条　何人も，新法第三十七条第一項の規定にかかわらず，次に掲げる場合を除き，新法第二十七条第一項に規定する特定施設等（次条第二項において「特定施設等」という．）において新法第三十三条第二項に規定する喫煙専用室標識（以下この条において「喫煙専用室標識」という．），新法第三十三条第三項に規定する喫煙専用室設置施設等標識（以下この条において「喫煙専用室設置施設等標識」という．），新法第三十五条第二項に規定する喫煙目的室標識（以下この条において「喫煙目的室標識」という．），新法第三十五条第三項に規定する喫煙目的室設置施設標識（以下この条において「喫煙目的室設置施設標識」という．），附則第二条第一項の規定により読み替えられた新法第三十三条第二項に規定する喫煙可能室標識（以下この条において「喫煙可能室標識」という．），附則第二条第一項の規定により読み替えられた新法第三十三条第三項に規定する喫煙可能室設置施設標識（以下この条において「喫煙可能室設置施設標識」という．），前条第一項の規定により読み替えられた新法第三十三条第二項に規定する指定たばこ専用喫煙室標識（以下この条において「指定たばこ専用喫煙室標識」という．）若しくは前条第一項の規定により読み替えられた新法第三十三条第三項に規定する指定たばこ専用喫煙室設置施設等標識（以下この条において「指定たばこ専用喫煙室設置施設等標識」という．）（以下この条において「喫煙専用室標識等」と総称する．）又は喫煙専用室標識等に類似する標識を掲示してはならない．

　一　第二種施設等の管理権原者が新法第三十三条第二項の規定により喫煙専用室標識を掲示する場合又は同条第三項の規定により喫煙専用室設置施設等標識を掲示する場合

　二　新法第二十八条第七号に規定する喫煙目的施設の管理権原者が新法第三十五条第二項の規定により喫煙目的室標識を掲示する場合又は同条第三項の規定により喫煙目的室設置施設標識を掲示する場合

　三　附則第二条第二項に規定する既存特定飲食提供施設の管理権原者が同条第一項の規定により読み替えられた新法第三十三条第二項の規定により喫煙可能室標識を掲示する場合又は附則第二条第一項の規定により読み替えられた新法第三十三条第三項の規定により喫煙可能室設置施設標識を掲示する場合

　四　第二種施設等の管理権原者が前条第一項の規定により読み替えられた新法第三十三条第二項の規定により指定たばこ専用喫煙室標識を掲示する場合又は前条第一項の規定により読み替えられた新法第三十三条第三項の規定により指定たばこ専用喫煙室設置施設等標識を掲示する場合

2　何人も，新法第三十七条第二項の規定にかかわらず，次に掲げる場合を除き，喫煙専用室標識等を除去し，又は汚損その他喫煙専用室標識等の識別を困難にする行為をしてはならない．

　一　新法第三十三条第四項に規定する喫煙専用室設置施設等の管理権原者が同条第六項の規定により喫煙専用室標識を除去する場合，同条

第七項の規定により喫煙専用室設置施設等標識を除去する場合又は新法第三十四条第一項の規定による勧告若しくは同条第三項の規定に基づく命令に係る措置として喫煙専用室標識及び喫煙専用室設置施設等標識を除去する場合

二　新法第三十五条第四項に規定する喫煙目的室設置施設の管理権原者が同条第九項の規定により喫煙目的室標識を除去する場合，同条第十項の規定により喫煙目的室設置施設標識を除去する場合又は新法第三十六条第一項若しくは第二項の規定による勧告若しくは同条第四項の規定に基づく命令に係る措置として喫煙目的室標識及び喫煙目的室設置施設標識を除去する場合

三　喫煙可能室設置施設の管理権原者が附則第二条第一項の規定により読み替えられた新法第三十三条第六項の規定により喫煙可能室標識を除去する場合，附則第二条第一項の規定により読み替えられた新法第三十三条第七項の規定により喫煙可能室設置施設等標識を除去する場合又は附則第二条第一項の規定により読み替えられた新法第三十四条第一項の規定による勧告若しくは附則第二条第一項の規定により読み替えられた新法第三十四条第三項の規定に基づく命令に係る措置として喫煙可能室標識及び喫煙可能室設置施設標識を除去する場合

四　指定たばこ専用喫煙室設置施設等の管理権原者が前条第一項の規定により読み替えられた新法第三十三条第六項の規定により指定たばこ専用喫煙室標識を除去する場合，前条第一項の規定により読み替えられた新法第三十三条第七項の規定により指定たばこ専用喫煙室設置施設等標識を除去する場合又は前条第一項の規定により読み替えられた新法第三十四条第一項の規定による勧告若しくは前条第一項の規定により読み替えられた新法第三十四条第三項の規定に基づく命令に係る措置として指定たばこ専用喫煙室標識及び指定たばこ専用喫煙室設置施設標識を除去する場合

3　前二項の規定に違反した者は，五十万円以下の過料に処する．

（特定施設等において現に業務に従事する者を使用する者の責務）

第五条　第二条の規定による改正後の健康増進法第二十五条の四第四号に規定する特定施設において附則第一条第三号に掲げる規定の施行の際現に業務に従事する者を使用する者は，当該業務に従事する者の望まない受動喫煙（第二条の規定による改正後の健康増進法第二十五条の四第三号に規定する受動喫煙をいう．）を防止するため，当該使用する者又は当該特定施設の実情に応じ適切な措置をとるよう努めなければならない．

2　特定施設等（新法第二十八条第五号に規定する第一種施設を除く．）においてこの法律の施行の際現に業務に従事する者を使用する者は，当該業務に従事する者の望まない受動喫煙を防止するため，当該使用する者又は当該特定施設等の実情に応じ適切な措置をとるよう努めなければならない．

（罰則に関する経過措置）

第六条　この法律（附則第一条第三号に掲げる規定にあっては，当該規定）の施行前にした行為に対する罰則の適用については，なお従前の例による．

（政令への委任）

第七条　附則第二条から前条までに規定するもののほか，この法律の施行に関し必要な経過措置（罰則に関する経過措置を含む．）は，政令で定める．

（検討）

第八条　政府は，この法律の施行後五年を経過した場合において，この法律の規定による改正後の規定の施行の状況について検討を加え，必要があると認めるときは，その結果に基づいて必要な措置を講ずるものとする．

附　則　（令和元年六月七日法律第二六号）　抄

（施行期日）

第一条　この法律は，公布の日から施行する．ただし，次の各号に掲げる規定は，当該各号に定める日から施行する．

一　第一条及び第三条の規定並びに附則第六条（別表第一健康増進法（平成十四年法律第百三号）の項の改正規定に限る．）及び第八条の規定　公布の日から起算して三月を経過した日

（政令への委任）

第四条　前二条に規定するもののほか，この法律の施行に関し必要な経過措置（罰則に関する経過措置を含む．）は，政令で定める．

附　則　（令和三年五月一九日法律第三七号）　抄

（施行期日）

第一条　この法律は，令和三年九月一日から施行する．ただし，次の各号に掲げる規定は，当該各号に定める日から施行する．

一　第二十七条（住民基本台帳法別表第一から別表第五までの改正規定に限る．），第四十五条，第四十七条及び第五十五条（行政手続における特定の個人を識別するための番号の利用等に関する法律別表第一及び別表第二の改正規定（同表の二十七の項の改正規定を除く．）に限る．）並びに附則第八条第一項，第五十九条から第六十三条まで，第六十七条及び第七十一条から第七十三条までの規定　公布の日

（罰則に関する経過措置）

第七十一条　この法律（附則第一条各号に掲げる規定にあっては，当該規定．以下この条において同じ．）の施行前にした行為及びこの附則の規定によりなお従前の例によることとされる場合におけるこの法律の施行後にした行為に対する罰則の適用については，なお従前の例による．

（政令への委任）

第七十二条　この附則に定めるもののほか，この法律の施行に関し必要な経過措置（罰則に関する経過措置を含む．）は，政令で定める．

（検討）

第七十三条　政府は，行政機関等に係る申請，届出，処分の通知その他の手続において，個人の氏名を平仮名又は片仮名で表記したものを利用して当該個人を識別できるようにするため，個人の氏名を平仮名又は片仮名で表記したものを戸籍の記載事項とすることを含め，この法律の公布後一年以内を目途としてその具体的な方策について検討を加え，その結果に基づいて必要な措置を講ずるものとする．

附　則　（令和四年六月一七日法律第六八号）　抄

（施行期日）

1　この法律は，刑法等一部改正法施行日から施行する．ただし，次の各号に掲げる規定は，当該各号に定める日から施行する．

一　第五百九条の規定　公布の日

附　則　（令和四年六月二二日法律第七六号）　抄

（施行期日）

第一条　この法律は，こども家庭庁設置法（令和四年法律第七十五号）の施行の日から施行する．ただし，附則第九条の規定は，この法律の公布の日から施行する．

（政令への委任）

第九条　附則第二条から第四条まで及び前条に定めるもののほか，この法律の施行に関し必要な経過措置（罰則に関する経過措置を含む．）は，政令で定める．

附　則　（令和四年六月二二日法律第七七号）　抄

（施行期日）

第一条　この法律は，令和五年四月一日から施行する．ただし，次の各号に掲げる規定は，この法律の公布の日又は当該各号に定める法律の公布の日のいずれか遅い日から施行する．

一　略

二　附則第十一条の規定　こども家庭庁設置法の施行に伴う関係法律の整備に関する法律（令和四年法律第七十六号）

別表　（第四十六条関係）

一	遠心分離機
二	純水製造装置
三	超低温槽
四	ホモジナイザー
五	ガスクロマトグラフ
六	原子吸光分光光度計
七	高速液体クロマトグラフ
八	乾熱滅菌器
九	光学顕微鏡
十	高圧滅菌器
十一	ふ卵器

次の各号のいずれかに該当すること.
一 学校教育法（昭和二十二年法律第二十六号）に基づく大学（短期大学を除く.），旧大学令（大正七年勅令第三百八十八号）に基づく大学又は旧専門学校令（明治三十六年勅令第六十一号）に基づく専門学校において医学，歯学，薬学，獣医学，畜産学，水産学，農芸化学若しくは応用化学の課程又はこれらに相当する課程を修めて卒業した後，一年以上理化学的検査の業務に従事した経験を有する者であること.
二 学校教育法に基づく短期大学（同法に基づく専門職大学の前期課程を含む.）又は高等専門学校において工業化学の課程又はこれに相当する課程を修めて卒業した後（同法に基づく専門職大学の前期課程にあっては，修了した後），三年以上理化学的検査の業務に従事した経験を有する者であること.
三 前二号に掲げる者と同等以上の知識経験を有する者であること.

四 学校教育法に基づく大学（短期大学を除く.），旧大学令に基づく大学又は旧専門学校令に基づく専門学校において医学，歯学，薬学，獣医学，畜産学，水産学，農芸化学若しくは生物学の課程又はこれらに相当する課程を修めて卒業した後，一年以上細菌学的検査の業務に従事した経験を有する者であること.
五 学校教育法に基づく短期大学（同法に基づく専門職大学の前期課程を含む.）又は高等専門学校において生物学の課程又はこれに相当する課程を修めて卒業した後（同法に基づく専門職大学の前期課程にあっては，修了した後），三年以上細菌学的検査の業務に従事した経験を有する者であること.
六 前二号に掲げる者と同等以上の知識経験を有する者であること.

中欄の第一号から第三号までのいずれかに該当する者三名及び同欄の第四号から第六号までのいずれかに該当する者三名

④ 母子保健法

（昭和四十年法律第百四十一号）

最終改正：令和元年法律第六十九号

第一章　総則

（目的）
第一条　この法律は，母性並びに乳児及び幼児の健康の保持及び増進を図るため，母子保健に関する原理を明らかにするとともに，母性並びに乳児及び幼児に対する保健指導，健康診査，医療その他の措置を講じ，もつて国民保健の向上に寄与することを目的とする.
（母性の尊重）
第二条　母性は，すべての児童がすこやかに生まれ，かつ，育てられる基盤であることにかんがみ，尊重され，かつ，保護されなければならない.
（乳幼児の健康の保持増進）
第三条　乳児及び幼児は，心身ともに健全な人として成長してゆくために，その健康が保持され，かつ，増進されなければならない.
（母性及び保護者の努力）
第四条　母性は，みずからすすんで，妊娠，出産又は育児についての正しい理解を深め，その健康の保持及び増進に努めなければならない.
2　乳児又は幼児の保護者は，みずからすすんで，育児についての正しい理解を深め，乳児又は幼児の健康の保持及び増進に努めなければならない.
（国及び地方公共団体の責務）
第五条　国及び地方公共団体は，母性並びに乳児及び幼児の健康の保持及び増進に努めなければならない.
2　国及び地方公共団体は，母性並びに乳児及び幼児の健康の保持及び増進に関する施策を講ずるに当たつては，当該施策が乳児及び幼児に対する虐待の予防及び早期発見に資するものであることに留意するとともに，その施策を通じて，前三条に規定する母子保健の理念が具現されるように配慮しなければならない.
（用語の定義）
第六条　この法律において「妊産婦」とは，妊娠中又は出産後一年以内の女子をいう.
2　この法律において「乳児」とは，一歳に満たない者をいう.
3　この法律において「幼児」とは，満一歳から小学校就学の始期に達するまでの者をいう.
4　この法律において「保護者」とは，親権を行う者，未成年後見人その他の者で，乳児又は幼児を現に監護する者をいう.
5　この法律において「新生児」とは，出生後二十八日を経過しない乳児をいう.
6　この法律において「未熟児」とは，身体の発育が未熟のまま出生した乳児であつて，正常児が出生時に有する諸機能を得るに至るまでのものをいう.
（都道府県児童福祉審議会等の権限）
第七条　児童福祉法（昭和二十二年法律第百六十四号）第八条第二項に規定する都道府県児童福祉審議会（同条第一項ただし書に規定する都道府県にあつては，地方社会福祉審議会.以下この条において同じ.）及び同条第四項に規定する市町村児童福祉審議会は，母子保健に関する事項につき，調査審議するほか，同条第二項に規定する都道府県児童福祉審議会は都道府県知事の，同条第四項に規定する市町村児童福祉審議会

は市町村長の諮問にそれぞれ答え，又は関係行政機関に意見を具申することができる.
（都道府県の援助等）
第八条　都道府県は，この法律の規定により市町村が行う母子保健に関する事業の実施に関し，市町村相互間の連絡調整を行い，及び市町村の求めに応じ，その設置する保健所による技術的事項についての指導，助言その他当該市町村に対する必要な技術的援助を行うものとする.
（実施の委託）
第八条の二　市町村は，この法律に基づく母子保健に関する事業の一部について，病院若しくは診療所又は医師，助産師その他適当と認められる者に対し，その実施を委託することができる.
（連携及び調和の確保）
第八条の三　都道府県及び市町村は，この法律に基づく母子保健に関する事業の実施に当たつては，学校保健安全法（昭和三十三年法律第五十六号），児童福祉法その他の法令に基づく母性及び児童の保健及び福祉に関する事業との連携及び調和の確保に努めなければならない.

第二章　母子保健の向上に関する措置

（知識の普及）
第九条　都道府県及び市町村は，母性又は乳児若しくは幼児の健康の保持及び増進のため，妊娠，出産又は育児に関し，相談に応じ，個別的又は集団的に，必要な指導及び助言を行い，並びに地域住民の活動を支援すること等により，母子保健に関する知識の普及に努めなければならない.
（保健指導）
第十条　市町村は，妊産婦若しくはその配偶者又は乳児若しくは幼児の保護者に対して，妊娠，出産又は育児に関し，必要な保健指導を行い，又は医師，歯科医師，助産師若しくは保健師について保健指導を受けることを勧奨しなければならない.
（新生児の訪問指導）
第十一条　市町村長は，前条の場合において，当該乳児が新生児であつて，育児上必要があると認めるときは，医師，保健師，助産師又はその他の職員をして当該新生児の保護者を訪問させ，必要な指導を行わせるものとする.ただし，当該新生児につき，第十九条の規定による指導が行われるときは，この限りでない.
2　前項の規定による新生児に対する訪問指導は，当該新生児が新生児でなくなつた後においても，継続することができる.
（健康診査）
第十二条　市町村は，次に掲げる者に対し，厚生労働省令の定めるところにより，健康診査を行わなければならない.
　一　満一歳六か月を超え満二歳に達しない幼児
　二　満三歳を超え満四歳に達しない幼児
2　前項の厚生労働省令は，健康増進法（平成十四年法律第百三号）第九条第一項に規定する健康診査等指針（第十六条第四項において単に「健康診査等指針」という.）と調和が保たれたものでなければならない.
第十三条　前条の健康診査のほか，市町村は，必要に応じ，妊産婦又は乳児若しくは幼児に対して，健康診査を行い，又は健康診査を受けることを勧奨しなければならない.
2　厚生労働大臣は，前項の規定による妊婦に対する健康診査について

の望ましい基準を定めるものとする.

（栄養の摂取に関する援助）

第十四条 市町村は，妊産婦又は乳児若しくは幼児に対して，栄養の摂取につき必要な援助をするように努めるものとする.

（妊娠の届出）

第十五条 妊娠した者は，厚生労働省令で定める事項につき，速やかに，市町村長に妊娠の届出をするようにしなければならない.

（母子健康手帳）

第十六条 市町村は，妊娠の届出をした者に対して，母子健康手帳を交付しなければならない.

2　妊産婦は，医師，歯科医師，助産師又は保健師について，健康診査又は保健指導を受けたときは，その都度，母子健康手帳に必要な事項の記載を受けなければならない.乳児又は幼児の健康診査又は保健指導を受けた当該乳児又は幼児の保護者についても，同様とする.

3　母子健康手帳の様式は，厚生労働省令で定める.

4　前項の厚生労働省令は，健康診査等指針と調和が保たれたものでなければならない.

（妊産婦の訪問指導等）

第十七条 第十三条第一項の規定による健康診査を行つた市町村の長は，その結果に基づき，当該妊産婦の健康状態に応じ，保健指導を要する者については，医師，助産師，保健師又はその他の職員をして，その妊産婦を訪問させて必要な指導を行わせ，妊娠又は出産に支障を及ぼすおそれがある疾病にかかつている疑いのある者については，医師又は歯科医師の診療を受けることを勧奨するものとする.

2　市町村は，妊産婦が前項の勧奨に基づいて妊娠又は出産に支障を及ぼすおそれがある疾病につき医師又は歯科医師の診療を受けるために必要な援助を与えるように努めなければならない.

（産後ケア事業）

第十七条の二 市町村は，出産後一年を経過しない女子及び乳児の心身の状態に応じた保健指導，療養に伴う世話又は育児に関する指導，相談その他の援助（以下この項において「産後ケア」という.）を必要とする出産後一年を経過しない女子及び乳児につき，次の各号のいずれかに掲げる事業（以下この条において「産後ケア事業」という.）を行うよう努めなければならない.

一　病院，診療所，助産所その他厚生労働省令で定める施設であつて，産後ケアを行うもの（次号において「産後ケアセンター」という.）に産後ケアを必要とする出産後一年を経過しない女子及び乳児を短期間入所させ，産後ケアを行う事業

二　産後ケアセンターその他の厚生労働省令で定める施設に産後ケアを必要とする出産後一年を経過しない女子及び乳児を通わせ，産後ケアを行う事業

三　産後ケアを必要とする出産後一年を経過しない女子及び乳児の居宅を訪問し，産後ケアを行う事業

2　市町村は，産後ケア事業を行うに当たつては，産後ケア事業の人員，設備及び運営に関する基準として厚生労働省令で定める基準に従つて行わなければならない.

3　市町村は，産後ケア事業の実施に当たつては，妊娠中から出産後に至る支援を切れ目なく行う観点から，第二十二条第一項に規定する母子健康包括支援センターその他の関係機関との必要な連絡調整並びにこの法律に基づく母子保健に関する他の事業並びに児童福祉法その他の法令に基づく母性及び乳児の保健及び福祉に関する事業との連携を図ることにより，妊産婦及び乳児に対する支援の一体的な実施その他の措置を講ずるよう努めなければならない.

（低体重児の届出）

第十八条 体重が二千五百グラム未満の乳児が出生したときは，その保護者は，速やかに，その旨をその乳児の現在地の市町村に届け出なければならない.

（未熟児の訪問指導）

第十九条 市町村長は，その区域内に現在地を有する未熟児について，養育上必要があると認めるときは，医師，保健師，助産師又はその他の職員をして，その未熟児の保護者を訪問させ，必要な指導を行わせるものとする.

2　第十一条第二項の規定は，前項の規定による訪問指導に準用する.

（健康診査に関する情報の提供の求め）

第十九条の二 市町村は，妊産婦若しくは乳児若しくは幼児であつて，かつて当該市町村以外の市町村（以下この項において「他の市町村」という.）に居住していた者又は当該妊産婦の配偶者若しくは当該乳児若しくは幼児の保護者に対し，第十条の保健指導，第十一条，第十七条第一項若しくは前条の訪問指導，第十二条第一項若しくは第十三条第一項の健康診査又は第二十二条第二項第二号から第五号までに掲げる事業を行うために必要があると認めるときは，当該他の市町村に対し，厚生労働省令で定めるところにより，当該妊産婦又は乳児若しくは幼児に対する第十二条第一項又は第十三条第一項の健康診査に関する情報の提供を求めることができる.

2　市町村は，前項の規定による情報の提供の求めについては，電子情報処理組織を使用する方法その他の情報通信の技術を利用する方法であつて厚生労働省令で定めるものにより行うよう努めなければならない.

（養育医療）

第二十条 市町村は，養育のため病院又は診療所に入院することを必要とする未熟児に対し，その養育に必要な医療（以下「養育医療」という.）の給付を行い，又はこれに代えて養育医療に要する費用を支給することができる.

2　前項の規定による費用の支給は，養育医療の給付が困難であると認められる場合に限り，行なうことができる.

3　養育医療の給付の範囲は，次のとおりとする.

一　診察

二　薬剤又は治療材料の支給

三　医学的処置，手術及びその他の治療

四　病院又は診療所への入院及びその療養に伴う世話その他の看護

五　移送

4　養育医療の給付は，都道府県知事が次項の規定により指定する病院若しくは診療所又は薬局（以下「指定養育医療機関」という.）に委託して行うものとする.

5　都道府県知事は，病院若しくは診療所又は薬局の開設者の同意を得て，第一項の規定による養育医療を担当させる機関を指定する.

6　第一項の規定により支給する費用の額は，次項の規定により準用する児童福祉法第十九条の十二の規定により指定養育医療機関が請求することができる診療報酬の例により算定した額のうち，本人及びその扶養義務者（民法（明治二十九年法律第八十九号）に定める扶養義務者をいう.第二十一条の四第一項において同じ.）が負担することができないと認められる額とする.

7　児童福祉法第十九条の十二，第十九条の二十及び第二十一条の三の規定は養育医療の給付について，同法第二十条第七項及び第八項並びに第二十一条の規定は指定養育医療機関について，それぞれ準用する.この場合において，同法第十九条の十二中「診療方針」とあるのは「診療方針及び診療報酬」と，同法第十九条の二十（第二項を除く.）中「小児慢性特定疾病医療費の」とあるのは「診療報酬の」と，同条第一項中「第十九条の三第十項」とあるのは「母子保健法第二十条第七項において読み替えて準用する第十九条の十二」と，同条第四項中「都道府県」とあるのは「市町村」と，同法第二十一条の三第二項中「都道府県の」とあるのは「市町村の」と読み替えるものとする.

（医療施設の整備）

第二十条の二 国及び地方公共団体は，妊産婦並びに乳児及び幼児の心身の特性に応じた高度の医療が適切に提供されるよう，必要な医療施設の整備に努めなければならない.

（調査研究の推進）

第二十条の三 国は，乳児及び幼児の障害の予防のための研究その他母性並びに乳児及び幼児の健康の保持及び増進のため必要な調査研究の推進に努めなければならない.

（費用の支弁）

第二十一条 市町村が行う第十二条第一項の規定による健康診査に要する費用及び第二十条の規定による措置に要する費用は，当該市町村の支弁とする.

（都道府県の負担）

第二十一条の二 都道府県は，政令の定めるところにより，前条の規定により市町村が支弁する費用のうち，第二十条の規定による措置に要する費用については，その四分の一を負担するものとする.

（国の負担）

第二十一条の三 国は，政令の定めるところにより，第二十一条の規定により市町村が支弁する費用のうち，第二十条の規定による措置に要する費用については，その二分の一を負担するものとする．

（費用の徴収）

第二十一条の四 第二十条の規定による養育医療の給付に要する費用を支弁した市町村長は，当該措置を受けた者又はその扶養義務者から，その負担能力に応じて，当該措置に要する費用の全部又は一部を徴収することができる．

2 前項の規定による費用の徴収は，徴収されるべき者の居住地又は財産所在地の市町村に嘱託することができる．

3 第一項の規定により徴収される費用を，指定の期限内に納付しない者があるときは，地方税の滞納処分の例により処分することができる．この場合における徴収金の先取特権の順位は，国税及び地方税に次ぐものとする．

第三章　母子健康包括支援センター

第二十二条 市町村は，必要に応じ，母子健康包括支援センターを設置するように努めなければならない．

2 母子健康包括支援センターは，第一号から第四号までに掲げる事業を行い，又はこれらの事業に併せて第五号に掲げる事業を行うことにより，母性並びに乳児及び幼児の健康の保持及び増進に関する包括的な支援を行うことを目的とする施設とする．

　一　母性並びに乳児及び幼児の健康の保持及び増進に関する支援に必要な実情の把握を行うこと．

　二　母子保健に関する各種の相談に応ずること．

　三　母性並びに乳児及び幼児に対する保健指導を行うこと．

　四　母性及び児童の保健医療又は福祉に関する機関との連絡調整その他母性並びに乳児及び幼児の健康の保持及び増進に関し，厚生労働省令で定める支援を行うこと．

　五　健康診査，助産その他の母子保健に関する事業を行うこと（前各号に掲げる事業を除く．）．

3 市町村は，母子健康包括支援センターにおいて，第九条の相談，指導及び助言並びに第十条の保健指導を行うに当たつては，児童福祉法第二十一条の十一第一項の情報の収集及び提供，相談並びに助言並びに同条第二項のあつせん，調整及び要請と一体的に行うように努めなければならない．

第四章　雑則

（非課税）

第二十三条 第二十条の規定により支給を受けた金品を標準として，租税その他の公課を課することができない．

（差押えの禁止）

第二十四条 第二十条の規定により金品の支給を受けることとなつた者の当該支給を受ける権利は，差し押えることができない．

第二十五条 削除

（大都市等の特例）

第二十六条 この法律中都道府県が処理することとされている事務で政令で定めるものは，地方自治法（昭和二十二年法律第六十七号）第二百五十二条の十九第一項の指定都市（以下「指定都市」という．）及び同法第二百五十二条の二十二第一項の中核市（以下「中核市」という．）においては，政令の定めるところにより，指定都市又は中核市（以下「指定都市等」という．）が処理するものとする．この場合においては，この法律中都道府県に関する規定は，指定都市等に関する規定として，指定都市等に適用があるものとする．

（緊急時における厚生労働大臣の事務執行）

第二十七条 第二十条第七項において準用する児童福祉法第二十一条の三第一項の規定により都道府県知事の権限に属するものとされている事務は，未熟児の利益を保護する緊急の必要があると厚生労働大臣が認める場合にあつては，厚生労働大臣又は都道府県知事が行うものとする．この場合においては，第二十条第七項において準用する同法の規定中都道府県知事に関する規定（当該事務に係るものに限る．）は，厚生労働大臣に関する規定として厚生労働大臣に適用があるものとする．

2 前項の場合において，厚生労働大臣又は都道府県知事が当該事務を行うときは，相互に密接な連携の下に行うものとする．

（権限の委任）

第二十八条 この法律に規定する厚生労働大臣の権限は，厚生労働省令で定めるところにより，地方厚生局長に委任することができる．

2 前項の規定により地方厚生局長に委任された権限は，厚生労働省令で定めるところにより，地方厚生支局長に委任することができる．

附　則　抄

（施行期日）

第一条 この法律は，公布の日から起算して六箇月をこえない範囲内において政令で定める日から施行する．

（養育医療の給付に関する経過措置）

第二条 この法律の施行前に，この法律の施行後の期間にわたつて，附則第五条の規定による改正前の児童福祉法第二十一条の四第一項の規定による養育医療の給付をすべき旨の決定を受けた者は，この法律の施行後の期間に係る当該給付については，第二十条第一項の規定による養育医療の給付をすべき旨の決定を受けたものとみなす．

2 この法律の施行前に附則第五条の規定による改正前の児童福祉法第二十一条の五第一項の規定により指定された指定養育医療機関は，第二十条第五項の規定により指定された指定養育医療機関とみなす．

（母子健康手帳に関する経過措置）

第三条 この法律の施行前に附則第五条の規定による改正前の児童福祉法第二十条の二第一項の規定により交付された母子手帳は，第十六条第一項の規定により交付された母子健康手帳とみなす．

（昭和六十年度の特例）

第十七条 第二十一条第二項及び第二十七条第三項の規定の昭和六十年度における適用については，これらの規定中「十分の八」とあるのは，「十分の七」とする．

（昭和六十一年度から昭和六十三年度までの特例）

第十八条 第二十一条第二項及び第二十七条第三項の規定の昭和六十一年度から昭和六十三年度までの各年度における適用については，これらの規定中「十分の八」とあるのは，「十分の五」とする．

附　則（昭和六〇年五月一八日法律第三七号）抄

（施行期日等）

1 この法律は，公布の日から施行する．

2 この法律による改正後の法律の規定（昭和六十年度の特例に係る規定を除く．）は，同年度以降の年度の予算に係る国の負担（当該国の負担に係る都道府県又は市町村の負担を含む．以下この項及び次項において同じ．）若しくは補助（昭和五十九年度以前の年度における事務又は事業の実施により昭和六十年度以降の年度に支出される国の負担又は補助及び昭和五十九年度以前の年度の国庫債務負担行為に基づき昭和六十年度以降の年度に支出すべきものとされた国の負担又は補助を除く．）又は交付金の交付について適用し，昭和五十九年度以前の年度における事務又は事業の実施により昭和六十年度以降の年度に支出される国の負担又は補助，昭和五十九年度以前の年度の国庫債務負担行為に基づき昭和六十年度以降の年度に支出すべきものとされた国の負担又は補助及び昭和五十九年度以前の年度の歳出予算に係る国の負担又は補助で昭和六十年度以降の年度に繰り越されたものについては，なお従前の例による．

3 この法律による改正後の法律の昭和六十年度の特例に係る規定は，同年度の予算に係る国の負担又は補助（昭和五十九年度以前の年度における事務又は事業の実施により昭和六十年度に支出される国の負担又は補助及び昭和五十九年度以前の年度の国庫債務負担行為に基づき昭和六十年度に支出すべきものとされた国の負担又は補助を除く．）並びに同年度における事務又は事業の実施により昭和六十一年度以降の年度に支出される国の負担又は補助，昭和六十年度の国庫債務負担行為に基づき昭和六十一年度以降の年度に支出すべきものとされる国の負担又は補助及び昭和六十年度の歳出予算に係る国の負担又は補助で昭和六十一年度以降の年度に繰り越されるものについて適用し，昭和五十九年度以前の年度における事務又は事業の実施により昭和六十年度に支出される国の負担又は補助，昭和五十九年度以前の年度の国庫債務負担行為に基づき昭和六十年度に支出すべきものとされた国の負担又は補助及び昭和五十九年度以前の年度の歳出予算に係る国の負担又は補助で昭和六十年度に繰り越されたものについては，なお従前の例による．

附　則（昭和六〇年七月一二日法律第九〇号）抄

（施行期日）

第一条　この法律は，公布の日から施行する．ただし，次の各号に掲げる規定は，それぞれ当該各号に定める日から施行する．

　　一から四まで　略

　　五　第三条，第七条及び第十一条の規定，第二十四条の規定（民生委員法第十九条の改正規定を除く．附則第七条において同じ．），第二十五条の規定（社会福祉事業法第十七条及び第二十一条の改正規定を除く．附則第七条において同じ．），第二十八条の規定（児童福祉法第三十五条，第五十六条の二，第五十八条及び第五十八条の二の改正規定を除く．）並びに附則第七条，第十二条から第十四条まで及び第十七条の規定　公布の日から起算して六月を経過した日

附　則（昭和六一年五月八日法律第四六号）抄

1　この法律は，公布の日から施行する．

2　この法律（第十一条，第十二条及び第三十四条の規定を除く．）による改正後の法律の昭和六十一年度から昭和六十三年度までの各年度の特例に係る規定並びに昭和六十一年度及び昭和六十二年度の特例に係る規定は，昭和六十一年度から昭和六十三年度までの各年度（昭和六十一年度及び昭和六十二年度の特例に係るものにあつては，昭和六十一年度及び昭和六十二年度．以下この項において同じ．）の予算に係る国の負担（当該国の負担に係る都道府県又は市町村の負担を含む．以下この項において同じ．）又は補助（昭和六十年度以前の年度における事務又は事業の実施により昭和六十一年度以降の年度に支出される国の負担又は補助及び昭和六十年度以前の年度の国庫債務負担行為に基づき昭和六十一年度以降の年度に支出すべきものとされた国の負担又は補助を除く．）並びに昭和六十一年度から昭和六十三年度までの各年度における事務又は事業の実施により昭和六十四年度（昭和六十一年度及び昭和六十二年度の特例に係るものにあつては，昭和六十三年度．以下この項において同じ．）以降の年度に支出される国の負担又は補助，昭和六十一年度から昭和六十三年度までの各年度の国庫債務負担行為に基づき昭和六十四年度以降の年度に支出すべきものとされる国の負担又は補助及び昭和六十一年度から昭和六十三年度までの各年度の歳出予算に係る国の負担又は補助で昭和六十四年度以降の年度に繰り越されるものについて適用し，昭和六十年度以前の年度における事務又は事業の実施により昭和六十一年度以降の年度に支出される国の負担又は補助，昭和六十年度以前の年度の国庫債務負担行為に基づき昭和六十一年度以降の年度に支出すべきものとされた国の負担又は補助及び昭和六十年度以前の年度の歳出予算に係る国の負担又は補助で昭和六十一年度以降の年度に繰り越されたものについては，なお従前の例による．

附　則（昭和六一年一二月二六日法律第一〇九号）抄

（施行期日）

第一条　この法律は，公布の日から施行する．ただし，次の各号に掲げる規定は，それぞれ当該各号に定める日から施行する．

　　一から四まで　略

　　五　第十四条の規定，第十五条の規定（身体障害者福祉法第十九条第四項及び第十九条の二の改正規定を除く．附則第七条第二項において同じ．），第十六条の規定，第十七条の規定（児童福祉法第二十条第四項の改正規定を除く．附則第七条第二項において同じ．），第十八条，第十九条，第二十六条及び第三十九条の規定並びに附則第七条第二項及び第十一条から第十三条までの規定　公布の日から起算して六月を超えない範囲内において政令で定める日

（その他の処分，申請等に係る経過措置）

第六条　この法律（附則第一条各号に掲げる規定については，当該各規定．以下この条及び附則第八条において同じ．）の施行前に改正前のそれぞれの法律の規定によりされた許可等の処分その他の行為（以下この条において「処分等の行為」という．）又はこの法律の施行の際現に改正前のそれぞれの法律の規定によりされている許可等の申請その他の行為（以下この条において「申請等の行為」という．）でこの法律の施行の日においてこれらの行為に係る行政事務を行うべき者が異なることとなるものは，附則第二条から前条までの規定又は改正後のそれぞれの法律（これに基づく命令を含む．）の経過措置に関する規定に定めるものを除き，この法律の施行の日以後における改正後のそれぞれの法律の適用については，改正後のそれぞれの法律の相当規定によりされた処分等の行為又は申請等の行為とみなす．

附　則（平成元年四月一〇日法律第二二号）抄

（施行期日等）

1　この法律は，公布の日から施行する．

3　第十三条（義務教育費国庫負担法第二条の改正規定に限る．），第十四条（公立養護学校整備特別措置法第五条の改正規定に限る．）及び第十六条から第二十八条までの規定による改正後の法律の規定は，平成元年度以降の年度の予算に係る国の負担又は補助（昭和六十三年度以前の年度における事務又は事業の実施により平成元年度以降の年度に支出される国の負担又は補助を除く．）について適用し，昭和六十三年度以前の年度における事務又は事業の実施により平成元年度以降の年度に支出される国の負担又は補助及び昭和六十三年度以前の年度の歳出予算に係る国の負担又は補助で平成元年度以降の年度に繰り越されたものについては，なお従前の例による．

附　則（平成三年五月二一日法律第七九号）抄

（施行期日）

第一条　この法律は，公布の日から施行する．ただし，次の各号に掲げる規定は，それぞれ当該各号に定める日から施行する．

　　一　略

　　二　第五条の規定　平成四年四月一日

（その他の処分，申請等に係る経過措置）

第六条　この法律（附則第一条各号に掲げる規定については，当該各規定．以下この条及び次条において同じ．）の施行前に改正前のそれぞれの法律の規定によりされた許可等の処分その他の行為（以下この条において「処分等の行為」という．）又はこの法律の施行の際現に改正前のそれぞれの法律の規定によりされている許可等の申請その他の行為（以下この条において「申請等の行為」という．）でこの法律の施行の日においてこれらの行為に係る行政事務を行うべき者が異なることとなるものは，附則第二条から前条までの規定又は改正後のそれぞれの法律（これに基づく命令を含む．）の経過措置に関する規定に定めるものを除き，この法律の施行の日以後における改正後のそれぞれの法律の適用については，改正後のそれぞれの法律の相当規定によりされた処分等の行為又は申請等の行為とみなす．

附　則（平成五年一一月一二日法律第八九号）抄

（施行期日）

第一条　この法律は，行政手続法（平成五年法律第八十八号）の施行の日から施行する．

（諮問等がされた不利益処分に関する経過措置）

第二条　この法律の施行前に法令に基づき審議会その他の合議制の機関に対し行政手続法第十三条に規定する聴聞又は弁明の機会の付与の手続その他の意見陳述のための手続に相当する手続を執るべきことの諮問その他の求めがされた場合においては，当該諮問その他の求めに係る不利益処分の手続に関しては，この法律による改正後の関係法律の規定にかかわらず，なお従前の例による．

（聴聞に関する規定の整理に伴う経過措置）

第十四条　この法律の施行前に法律の規定により行われた聴聞，聴問若しくは聴聞会（不利益処分に係るものを除く．）又はこれらのための手続は，この法律による改正後の関係法律の相当規定により行われたものとみなす．

（政令への委任）

第十五条　附則第二条から前条までに定めるもののほか，この法律の施行に関して必要な経過措置は，政令で定める．

附　則（平成六年六月二九日法律第四九号）抄

（施行期日）

1　この法律中，第一章の規定及び次項の規定は地方自治法の一部を改正する法律（平成六年法律第四十八号）中地方自治法（昭和二十二年法律第六十七号）第二編第十二章の改正規定の施行の日から，第二章の規定は地方自治法の一部を改正する法律中地方自治法第三編第三章の改正規定の施行の日から施行する．

附　則（平成六年六月二九日法律第五六号）抄

（施行期日）

第一条　この法律は，平成六年十月一日から施行する．

（その他の経過措置の政令への委任）

第六十七条　この附則に規定するもののほか，この法律の施行に伴い必要な経過措置は，政令で定める．

附　則（平成六年七月一日法律第八四号）抄

（施行期日）

第一条　この法律は，公布の日から施行する．ただし，第三条中母子保健法第十八条の改正規定（「又は保健所を設置する市」を「，保健所を設置する市又は特別区」に改める部分を除く．）は平成七年一月一日から，第二条，第四条，第五条，第七条，第九条，第十一条，第十三条，第十五条，第十七条，第十八条及び第二十条の規定並びに附則第三条から第十一条まで，附則第二十三条から第三十七条まで及び附則第三十九条の規定は平成九年四月一日から施行する．

（母子保健法の一部改正に伴う経過措置）

第三条　第四条の規定による改正前の母子保健法第十条及び第十二条の規定により行われた保健指導及び健康診査に要する費用の支弁，負担及び徴収については，なお従前の例による．

（その他の処分，申請等に係る経過措置）

第十三条　この法律（附則第一条ただし書に規定する規定については，当該規定．以下この条及び次条において同じ．）の施行前に改正前のそれぞれの法律の規定によりされた許可等の処分その他の行為（以下この条において「処分等の行為」という．）又はこの法律の施行の際に改正前のそれぞれの法律の規定によりされている許可等の申請その他の行為（以下この条において「申請等の行為」という．）に対するこの法律の施行の日以後における改正後のそれぞれの法律の適用については，附則第五条から第十条までの規定又は改正後のそれぞれの法律（これに基づく命令を含む．）の経過措置に関する規定に定めるものを除き，改正後のそれぞれの法律の相当規定によりされた処分等の行為又は申請等の行為とみなす．

（その他の経過措置の政令への委任）

第十五条　この附則に規定するもののほか，この法律の施行に伴い必要な経過措置は政令で定める．

附　則（平成一一年七月一六日法律第八七号）抄

（施行期日）

第一条　この法律は，平成十二年四月一日から施行する．ただし，次の各号に掲げる規定は，当該各号に定める日から施行する．

　一　第一条中地方自治法第二百五十条の次に五条，節名並びに二款及び款名を加える改正規定（同法第二百五十条の九第一項に係る部分（両議院の同意を得ることに係る部分に限る．）に限る．），第四十条中自然公園法附則第九項及び第十項の改正規定（同法附則第十項に係る部分に限る．），第二百四十四条の規定（農業改良助長法第十四条の三の改正規定に係る部分を除く．）並びに第四百七十二条の規定（市町村の合併の特例に関する法律第六条，第八条及び第十七条の改正規定に係る部分を除く．）並びに附則第七条，第十条，第十二条，第五十九条ただし書，第六十条第四項及び第五項，第七十三条，第七十七条，第百五十七条第四項から第六項まで，第百六十条，第百六十三条，第百六十四条並びに第二百二条の規定　公布の日

（厚生大臣に対する再審査請求に係る経過措置）

第七十四条　施行日前にされた行政庁の処分に係る第百四十九条から第百五十一条まで，第百五十七条，第百五十八条，第百六十五条，第百六十八条，第百七十条，第百七十二条，第百七十三条，第百七十五条，第百七十六条，第百八十三条，第百八十八条，第百九十五条，第二百一条，第二百八条，第二百十四条，第二百十九条から第二百二十一条まで，第二百二十九条又は第二百三十八条の規定による改正前の児童福祉法第五十九条の四第二項，あん摩マッサージ指圧師，はり師，きゅう師等に関する法律第十二条の四，食品衛生法第二十九条の四，旅館業法第九条の三，公衆浴場法第七条の三，医療法第七十一条の三，身体障害者福祉法第四十三条の二第二項，精神保健及び精神障害者福祉に関する法律第五十一条の十二第二項，クリーニング業法第十四条の二第二項，狂犬病予防法第二十五条の二，社会福祉事業法第八十三条の二第二項，結核予

防法第六十九条，と畜場法第二十条，歯科技工士法第二十七条の二，臨床検査技師，衛生検査技師等に関する法律第二十条の八の二，知的障害者福祉法第三十条第二項，老人福祉法第三十四条第二項，母子保健法第二十六条第二項，柔道整復師法第二十三条，建築物における衛生的環境の確保に関する法律第十四条第二項，廃棄物の処理及び清掃に関する法律第二十四条，食鳥処理の事業の規制及び食鳥検査に関する法律第四十一条第三項又は感染症の予防及び感染症の患者に対する医療に関する法律第六十五条の規定に基づく再審査請求については，なお従前の例による．

（国等の事務）

第百五十九条　この法律による改正前のそれぞれの法律に規定するもののほか，この法律の施行前において，地方公共団体の機関が法律又はこれに基づく政令により管理し又は執行する国，他の地方公共団体その他公共団体の事務（附則第百六十一条において「国等の事務」という．）は，この法律の施行後は，地方公共団体が法律又はこれに基づく政令により当該地方公共団体の事務として処理するものとする．

（処分，申請等に関する経過措置）

第百六十条　この法律（附則第一条各号に掲げる規定については，当該各規定．以下この条及び附則第百六十三条において同じ．）の施行前に改正前のそれぞれの法律の規定によりされた許可等の処分その他の行為（以下この条において「処分等の行為」という．）又はこの法律の施行の際に改正前のそれぞれの法律の規定によりされている許可等の申請その他の行為（以下この条において「申請等の行為」という．）で，この法律の施行の日においてこれらの行為に係る行政事務を行うべき者が異なることとなるものは，附則第二条から前条までの規定又は改正後のそれぞれの法律（これに基づく命令を含む．）の経過措置に関する規定に定めるものを除き，この法律の施行の日以後における改正後のそれぞれの法律の適用については，改正後のそれぞれの法律の相当規定によりされた処分等の行為又は申請等の行為とみなす．

2　この法律の施行前に改正前のそれぞれの法律の規定により国又は地方公共団体の機関に対し報告，届出，提出その他の手続をしなければならない事項で，この法律の施行の日前にその手続がされていないものについては，この法律及びこれに基づく政令に別段の定めがあるもののほか，これを，改正後のそれぞれの法律の相当規定により国又は地方公共団体の相当の機関に対して報告，届出，提出その他の手続をしなければならない事項についてその手続がされていないものとみなして，この法律による改正後のそれぞれの法律の規定を適用する．

（不服申立てに関する経過措置）

第百六十一条　施行日前にされた国等の事務に係る処分であって，当該処分をした行政庁（以下この条において「処分庁」という．）に施行日前に行政不服審査法に規定する上級行政庁（以下この条において「上級行政庁」という．）があったものについての同法による不服申立てについては，施行日以後においても，当該処分庁に引き続き上級行政庁があるものとみなして，行政不服審査法の規定を適用する．この場合において，当該処分庁の上級行政庁とみなされる行政庁は，施行日前に当該処分庁の上級行政庁であった行政庁とする．

2　前項の場合において，上級行政庁とみなされる行政庁が地方公共団体の機関であるときは，当該機関が行政不服審査法の規定により処理することとされる事務は，新地方自治法第二条第九項第一号に規定する第一号法定受託事務とする．

（その他の経過措置の政令への委任）

第百六十四条　この附則に規定するもののほか，この法律の施行に伴い必要な経過措置（罰則に関する経過措置を含む．）は，政令で定める．

（検討）

第二百五十条　新地方自治法第二条第九項第一号に規定する第一号法定受託事務については，できる限り新たに設けることのないようにするとともに，新地方自治法別表第一に掲げるもの及び新地方自治法に基づく政令に示すものについては，地方分権を推進する観点から検討を加え，適宜，適切な見直しを行うものとする．

第二百五十一条　政府は，地方公共団体が事務及び事業を自主的かつ自立的に執行できるよう，国と地方公共団体との役割分担に応じた地方税財源の充実確保の方途について，経済情勢の推移等を勘案しつつ検討し，その結果に基づいて必要な措置を講ずるものとする．

附　則（平成一一年七月一六日法律第一〇二号）抄

（施行期日）

第一条 この法律は，内閣法の一部を改正する法律（平成十一年法律第八十八号）の施行の日から施行する．ただし，次の各号に掲げる規定は，当該各号に定める日から施行する．

　一　略

　二　附則第十条第一項及び第五項，第十四条第三項，第二十三条，第二十八条並びに第三十条の規定公布の日

（別に定める経過措置）

第三十条 第二条から前条までに規定するもののほか，この法律の施行に伴い必要となる経過措置は，別に法律で定める．

附　則（平成一一年一二月八日法律第一五一号）抄

（施行期日）

第一条 この法律は，平成十二年四月一日から施行する．

（経過措置）

第三条 民法の一部を改正する法律（平成十一年法律第百四十九号）附則第三条第三項の規定により従前の例によることとされる準禁治産者及びその保佐人に関するこの法律による改正規定の適用については，次に掲げる改正規定を除き，なお従前の例による．

　一から二十五まで　略

附　則（平成一一年一二月二二日法律第一六〇号）抄

（施行期日）

第一条 この法律（第二条及び第三条を除く．）は，平成十三年一月六日から施行する．ただし，次の各号に掲げる規定は，当該各号に定める日から施行する．

　一　第九百九十五条（核原料物質，核燃料物質及び原子炉の規制に関する法律の一部を改正する法律附則の改正規定に係る部分に限る．），第千三百五条，第千三百六条，第千三百二十四条第二項，第千三百二十六条第二項及び第千三百四十四条の規定　公布の日

附　則（平成一三年一二月一二日法律第一五三号）抄

（施行期日）

第一条 この法律は，公布の日から起算して六月を超えない範囲内において政令で定める日から施行する．

（処分，手続等に関する経過措置）

第四十二条 この法律の施行前に改正前のそれぞれの法律（これに基づく命令を含む．以下この条において同じ．）の規定によってした処分，手続その他の行為であって，改正後のそれぞれの法律の規定に相当の規定があるものは，この附則に別段の定めがあるものを除き，改正後のそれぞれの法律の相当の規定によってしたものとみなす．

（経過措置の政令への委任）

第四十四条 この附則に規定するもののほか，この法律の施行に関し必要な経過措置は，政令で定める．

附　則（平成一四年八月二日法律第一〇三号）抄

（施行期日）

第一条 この法律は，公布の日から起算して九月を超えない範囲内において政令で定める日から施行する．ただし，第九条及び附則第八条から第十九条までの規定は，公布の日から起算して二年を超えない範囲内において政令で定める日から施行する．

附　則（平成一五年七月一六日法律第一二一号）抄

（施行期日）

第一条 この法律は，平成十七年四月一日から施行する．ただし，第八条，第四十六条第四項及び第五十九条の五第二項の改正規定並びに附則第三条及び第四条の規定は，平成十六年四月一日から施行する．

附　則（平成一七年四月一日法律第二五号）抄

（施行期日）

第一条 この法律は，平成十七年四月一日から施行する．

（児童福祉法等の一部改正に伴う経過措置）

第六条 この法律の規定（第一条を除く．）による改正後の規定は，平成十七年度以降の年度の予算に係る国又は都道府県の負担（平成十六年度以前の年度における事務又は事業の実施により平成十七年度以降の年度に支出される国又は都道府県の負担を除く．）について適用し，平成十六年度以前の年度における事務又は事業の実施により平成十七年度以降の年度に支出される国又は都道府県の負担については，なお従前の例による．

（その他の経過措置の政令への委任）

第十条 この附則に規定するもののほか，この法律の施行に伴い必要な経過措置は，政令で定める．

附　則（平成一七年一一月七日法律第一二三号）抄

（施行期日）

第一条 この法律は，平成十八年四月一日から施行する．ただし，次の各号に掲げる規定は，当該各号に定める日から施行する．

　一　附則第二十四条，第四十四条，第百一条，第百三条，第百十六条から第百十八条まで及び第百二十二条の規定　公布の日

　二　第五条第一項（居宅介護，行動援護，児童デイサービス，短期入所及び共同生活援助に係る部分を除く．），第三項，第五項，第六項，第九項から第十五項まで，第十七項及び第十九項から第二十二項まで，第二章第一節（サービス利用計画作成費，特定障害者特別給付費，特例特定障害者特別給付費，療養介護医療費，基準該当療養介護医療費及び補装具費の支給に係る部分に限る．），第二十八条第一項（第二号，第四号，第五号及び第八号から第十号までに係る部分に限る．）及び第二項（第一号から第三号までに係る部分に限る．），第三十二条，第三十四条，第三十五条，第三十六条第四項（第三十七条第二項において準用する場合を含む．），第三十八条から第四十条まで，第四十一条（指定障害者支援施設及び指定相談支援事業者の指定に係る部分に限る．），第四十二条（指定障害者支援施設等の設置者及び指定相談支援事業者に係る部分に限る．），第四十四条，第四十五条，第四十六条第一項（指定相談支援事業者に係る部分に限る．）及び第二項，第四十七条，第四十八条第三項及び第四項，第四十九条第二項及び第三項並びに同条第四項から第七項まで（指定障害者支援施設等の設置者及び指定相談支援事業者に係る部分に限る．），第五十条第三項及び第四項，第五十一条（指定障害者支援施設及び指定相談支援事業者に係る部分に限る．），第七十条から第七十二条まで，第七十三条，第七十四条第二項及び第七十五条（療養介護医療及び基準該当療養介護医療に係る部分に限る．），第二章第四節，第三章，第四章（障害福祉サービス事業に係る部分を除く．），第五章，第九十二条第一号（サービス利用計画作成費，特定障害者特別給付費及び特例特定障害者特別給付費の支給に係る部分に限る．），第二号（療養介護医療費及び基準該当療養介護医療費の支給に係る部分に限る．），第三号及び第四号，第九十三条第二号，第九十四条第一項第二号（第九十二条第三号に係る部分に限る．）及び第二項，第九十五条第一項第二号（第九十二条第二号に係る部分を除く．）及び第二項第二号，第九十六条，第百十条（サービス利用計画作成費，特定障害者特別給付費，特例特定障害者特別給付費，療養介護医療費，基準該当療養介護医療費及び補装具費の支給に係る部分に限る．），第百十一条及び第百十二条（第四十八条第一項の規定を同条第三項及び第四項において準用する場合に係る部分に限る．）並びに第百十四条並びに第百十五条第一項及び第二項（サービス利用計画作成費，特定障害者特別給付費，特例特定障害者特別給付費，療養介護医療費，基準該当療養介護医療費及び補装具費の支給に係る部分に限る．）並びに附則第十八条から第二十三条まで，第二十六条，第三十条から第三十三条まで，第三十五条，第三十九条から第四十三条まで，第四十六条，第四十八条から第五十条まで，第五十二条，第五十六条から第六十条まで，第六十二条，第六十五条，第六十八条から第七十条まで，第七十二条から第七十七条まで，第七十九条，第八十一条，第八十三条，第八十五条から第九十条まで，第九十二条，第九十三条，第九十五条，第九十六条，第九十八条から第百条まで，第百五条，第百八条，第百十条，第百十二条，第百十三条及び第百十五条の規定　平成十八年十月一日

（その他の経過措置の政令への委任）

第百二十二条 この附則に規定するもののほか，この法律の施行に伴い必要な経過措置は，政令で定める．

附　則（平成二〇年六月一八日法律第七三号）抄

（施行期日）

第一条　この法律は，平成二十一年四月一日から施行する．

附　則　（平成二三年八月三〇日法律第一〇五号）　抄
（施行期日）
第一条　この法律は，公布の日から施行する．ただし，次の各号に掲げる規定は，当該各号に定める日から施行する．
　一及び二　略
　三　第十四条（地方自治法別表第一社会福祉法（昭和二十六年法律第四十五号）の項及び薬事法（昭和三十五年法律第百四十五号）の項の改正規定に限る．），第二十二条（児童福祉法第二十一条の十の二の改正規定に限る．），第三十四条（社会福祉法第三十条及び第五十六条並びに別表の改正規定に限る．），第三十八条（水道法第四十六条，第四十八条の二，第五十条及び第五十条の二の改正規定に限る．），第四十条及び第四十二条の規定並びに附則第二十五条第二項及び第三項，第二十七条第四項及び第五項，第二十八条，第二十九条並びに第八十八条の規定　平成二十五年四月一日
（母子保健法の一部改正に伴う経過措置）
第二十九条　第四十二条の規定の施行前にされた同条の規定による改正前の母子保健法第二十条第一項の規定による養育医療の給付に係る処分は，第四十二条の規定による改正後の母子保健法第二十条第一項の規定による養育医療の給付に係る処分とみなす．ただし，第四十二条の規定の施行前に行われ，又は行われるべきであった同条の規定による改正前の母子保健法第二十条第一項の規定による養育医療の給付に要する費用の支弁，負担及び徴収については，なお従前の例による．
（政令への委任）
第八十二条　この附則に規定するもののほか，この法律の施行に関し必要な経過措置（罰則に関する経過措置を含む．）は，政令で定める．

附　則　（平成二四年八月二二日法律第六七号）　抄
この法律は，子ども・子育て支援法の施行の日から施行する．ただし，次の各号に掲げる規定は，当該各号に定める日から施行する．
　一　第二十五条及び第七十三条の規定　公布の日

附　則　（平成二六年五月三〇日法律第四七号）　抄
（施行期日）
第一条　この法律は，平成二十七年一月一日から施行する．

附　則　（平成二六年六月四日法律第五一号）　抄
（施行期日）
第一条　この法律は，平成二十七年四月一日から施行する．
（処分，申請等に関する経過措置）
第七条　この法律（附則第一条各号に掲げる規定については，当該各規定．以下この条及び次条において同じ．）の施行前にこの法律による改正前のそれぞれの法律の規定によりされた許可等の処分その他の行為（以下この項において「処分等の行為」という．）又はこの法律の施行の際現にこの法律による改正前のそれぞれの法律の規定によりされている許可等の申請その他の行為（以下この項において「申請等の行為」という．）で，この法律の施行の日においてこれらの行為に係る行政事務を行うべき者が異なることとなるものは，附則第二条から前条までの規定又はこの法律による改正後のそれぞれの法律（これに基づく命令を含む．）の経過措置に関する規定に定めるものを除き，この法律の施行の日以後におけるこの法律による改正後のそれぞれの法律の適用については，この法律による改正後のそれぞれの法律の相当規定によりされた処分等の行為又は申請等の行為とみなす．
2　この法律の施行前にこの法律による改正前のそれぞれの法律の規定により国又は地方公共団体の機関に対し報告，届出，提出その他の手続をしなければならない事項で，この法律の施行の日前にその手続がされていないものについては，この法律及びこれに基づく政令に別段の定めがあるもののほか，これを，この法律による改正後のそれぞれの法律の相当規定により国又は地方公共団体の相当の機関に対して報告，届出，提出その他の手続をしなければならない事項についてその手続がされていないものとみなして，この法律による改正後のそれぞれの法律の規定を適用する．
（政令への委任）

第九条　附則第二条から前条までに規定するもののほか，この法律の施行に関し必要な経過措置（罰則に関する経過措置を含む．）は，政令で定める．

附　則　（平成二八年六月三日法律第六三号）　抄
（施行期日）
第一条　この法律は，平成二十九年四月一日から施行する．ただし，次の各号に掲げる規定は，当該各号に定める日から施行する．
　一　第一条のうち児童福祉法の目次の改正規定，同法第一条の改正規定，同法第二条に第一項及び第二項として二項を加える改正規定，同法第一章中第六節を第七節とし，第五節を第六節とする改正規定，同章第四節を同章第五節とする改正規定，同法第十条第一項の改正規定，同法第十一条第一項に一号を加える改正規定，同章第三節を同章第四節とする改正規定，同章第二節を同章第三節とする改正規定，同法第六条の三第四項の改正規定，同法第一章中第一節を第二節とし，同節の前に一節を加える改正規定，同法第二十三条第一項，第二十六条第一項第二号，第二十七条第一項第二号，第三十三条第一項及び第二項，第三十三条の二第一項及び第二項，第三十三条の二の二第一項並びに第三十三条の三第一項の改正規定，同法第二章第六節中第三十三条の九の次に一条を加える改正規定並びに同法第三十三条の十，第三十三条の十四第二項及び第五十六条第四項の改正規定，第四条中母子及び父子並びに寡婦福祉法第三条の二第一項の改正規定，第五条中母子保健法第五条第二項の改正規定並びに第六条中児童虐待の防止等に関する法律第四条第一項及び第七項，第八条第二項，第十条第一項，第十一条第一項及び第四項，第十二条の二，第十二条の三，第十四条第一項並びに第十五条の改正規定並びに附則第四条，第八条及び第十七条の規定並びに附則第二十一条中国家戦略特別区域法（平成二十五年法律第百七号）第十二条の四第一項及び第八項の改正規定（同条第一項及び第八項中「第一章第六節」を「第一章第七節」に改める部分に限る．）　公布の日
（検討等）
第二条　略
4　政府は，前三項に定める事項のほか，この法律の施行後五年を目途として，この法律による改正後のそれぞれの法律の施行の状況等を勘案し，改正後の各法律の規定について検討を加え，その結果に基づいて必要な措置を講ずるものとする．
（その他の経過措置の政令への委任）
第八条　この附則に規定するもののほか，この法律の施行に伴い必要な経過措置（罰則に関する経過措置を含む．）は，政令で定める．

附　則　（令和元年五月三一日法律第一六号）　抄
（施行期日）
第一条　この法律は，公布の日から起算して九月を超えない範囲内において政令で定める日から施行する．ただし，次の各号に掲げる規定は，当該各号に定める日から施行する．
　一　第二条中住民基本台帳法別表第一の改正規定（同表の五十七の四の項を同表の五十七の五の項とし，同表の五十七の三の項の次に次のように加える部分に限る．），同法別表第二の改正規定（第十号に掲げる部分を除く．），同法別表第三の改正規定（同号に掲げる部分を除く．），同法別表第四の改正規定（同号に掲げる部分を除く．）及び同法別表第五の改正規定（同号に掲げる部分を除く．），第三条中電子署名等に係る地方公共団体情報システム機構の認証業務に関する法律第十七条第三項の改正規定（同項第三号に係る部分及び同項第十一号に係る部分（「第五十七条」を「第五十七条第一項」に改める部分に限る．）を除く．），同法第十八条の改正規定，同法第三十七条第三項の改正規定（同項第一号に係る部分及び同項第五号に係る部分（「第五十七条」を「第五十七条第一項」に改める部分に限る．）を除く．），同法第五十六条（見出しを含む．）の改正規定，同法第五十七条の見出しの改正規定（「電子計算機処理等の受託者等」を「利用者証明検証者等」に改める部分に限る．）及び同条の改正規定（同条に二項を加える部分を除く．），第四条中行政手続における特定の個人を識別するための番号の利用等に関する法律（以下この条から附則第六条までにおいて「番号利用法」という．）別表第一及び別表第二の改正規定並びに第七条の規定並びに附則第三条，第七条から第九条まで，第六十八条及び

第八十条の規定　公布の日
（政令への委任）
第八条　この附則に定めるもののほか，この法律の施行に関し必要な経過措置（罰則に関する経過措置を含む．）は，政令で定める．
（検討）
第九条
2　政府は，前項に定めるもののほか，この法律の施行後三年を目途として，この法律による改正後のそれぞれの法律の施行の状況について検討を加え，必要があると認めるときは，その結果に基づいて必要な措置を講ずるものとする．

附　則　（令和元年一二月六日法律第六九号）
この法律は，公布の日から起算して二年を超えない範囲内において政令で定める日から施行する．

附　則　（令和四年六月一五日法律第六六号）　抄
（施行期日）
第一条　この法律は，令和六年四月一日から施行する．ただし，次の各号に掲げる規定は，当該各号に定める日から施行する．
　　一　附則第七条，第八条及び第十七条の規定　公布の日
（政令への委任）
第十七条　附則第三条から前条までに規定するもののほか，この法律の

施行に伴い必要な経過措置（罰則に関する経過措置を含む．）は，政令で定める．

附　則　（令和四年六月二二日法律第七六号）　抄
（施行期日）
第一条　この法律は，こども家庭庁設置法（令和四年法律第七十五号）の施行の日から施行する．ただし，附則第九条の規定は，この法律の公布の日から施行する．
（政令への委任）
第九条　附則第二条から第四条まで及び前条に定めるもののほか，この法律の施行に関し必要な経過措置（罰則に関する経過措置を含む．）は，政令で定める．

附　則　（令和四年六月二二日法律第七七号）　抄
（施行期日）
第一条　この法律は，令和五年四月一日から施行する．ただし，次の各号に掲げる規定は，この法律の公布の日又は当該各号に定める法律の公布の日のいずれか遅い日から施行する．
　　一　略
　　二　附則第十一条の規定　こども家庭庁設置法の施行に伴う関係法律の整備に関する法律（令和四年法律第七十六号）

⑤ 地域における行政栄養士による健康づくり及び栄養・食生活の改善の基本指針

（平成25年3月29日健が発0329第4号）

　この指針は，地域における健康づくり及び栄養・食生活の改善を推進するに当たり，行政栄養士が，都道府県，保健所設置市及び特別区，市町村において，「健康日本21（第2次）」の推進を踏まえ，健康づくりや栄養・食生活の改善に取り組むための基本的な考え方とその具体的な内容を示したものである．

1　都道府県
（1）組織体制の整備
　栄養・食生活の改善は，生活習慣病の発症予防と重症化予防の徹底のほか，子どもや高齢者の健康，社会環境の整備の促進にも関わるため，該当施策を所管する課の施策の方向性に関する情報を共有し，優先されるべき有効な施策の企画立案及び実施に関わることができるよう，関係部局や関係者と協議の上，その体制を確保すること．
　また，本庁における行政栄養士の配置数は1都道府県当たり平均2〜3名と少なく，保健所（福祉事務所等を含む．）における行政栄養士の配置数は1都道府県当たり平均14名であることから，本庁及び保健所が施策の基本方針を共有し，施策の成果が最大に得られるような体制を確保すること．都道府県施策の質の向上の観点から，都道府県内の保健所設置市及び特別区と有益な施策について共有する体制を確保すること．
　健康・栄養課題の明確化を図るためには，住民の身近でサービス提供を行い，各種健診等を実施している市町村が有する地域集団のデータ及び地域の観察力を活用することも重要であることから，市町村との協働体制を確保すること．
（2）健康・栄養課題の明確化とPDCAサイクルに基づく施策の推進
　人口や医療費等の構造や推移を踏まえ，優先的な健康・栄養課題を明確にするため，市町村の健診等の結果や都道府県等の各種調査結果を収集・整理し，総合的に分析すること．明確化された健康・栄養課題の解決に向け，計画を策定し，その計画において施策の成果が評価できるよう，目標を設定すること．目標設定に当たってはできる限り数値目標とし，設定した主要目標に対して，PDCAサイクルに基づき，施策を推進すること．
　また，健康・栄養状態や食生活に関する市町村の状況の差を明らかにし，健康・栄養状態に課題がみられる地域に対しては，保健所が計画的に支援を行い，その課題解決を図るとともに，健康・栄養状態が良好な地域やその改善に成果をあげている地域の取組を他地域に広げていく仕組みづくりを進めること．

　特に専門的な知識及び技術を必要とする栄養指導としては，地域の優先的な健康課題を解決するために，対象とすべき人々の食事内容や食行動，食習慣とともに，それらを改善するために介入可能な食環境を特定し，市町村や関係機関等との調整の下，それらのネットワークを活用して，下記の（3）から（5）までの施策を効率的かつ効果的に推進し，課題解決に向けた成果をあげるための指導を行うこと．その際，市町村の状況の差を拡大させないような指導に配慮すること．
（3）生活習慣病の発症予防と重症化予防の徹底のための施策の推進
　適切な栄養・食生活を実践することで予防可能な疾患について予防の徹底を図るためには，地域における優先的な健康・栄養課題を選択する必要があることから，市町村や保険者等の協力を得て，特定健診・特定保健指導等の結果を共有し，施策に活かすための体制の整備を進めること．共有された情報を集約・整理し，市町村の状況の差に関する情報を還元する仕組みづくりを進めること．
　また，優先的な課題を解決するため，地域特性を踏まえた疾病の構造と食事や食習慣の特徴を明らかにし，明らかになった結果については，予防活動に取り組む関係機関及び関係者に広く周知・共有し，発症予防の効果的な取組を普及拡大する仕組みづくりを進めること．
（4）社会生活を自立的に営むために必要な機能の維持及び向上のための施策の推進
　市町村の各種健診結果や調査結果等の情報として，乳幼児の肥満や栄養不良，高齢者の低栄養傾向や低栄養の状況の実態等を集約・整理し，市町村の状況の差に関する情報について還元する仕組みづくりを進めること．
　児童・生徒における健康・栄養状態の課題がみられる場合は，その課題解決に向けた対応方針及び方策について，教育委員会と調整を行うこと．
　子どもの健やかな発育・発達，高齢者の身体及び生活機能の維持・低下の防止に資する効果的な栄養・食生活支援の取組事例の収集・整理を行い，市町村の取組に役立つ情報について還元する仕組みづくりを進めること．
（5）食を通じた社会環境の整備の促進
　①特定給食施設における栄養管理状況の把握及び評価に基づく指導・支援
　　特定給食施設の指導・支援に当たっては，「特定給食施設における栄養管理に関する指導及び支援について」（平成25年3月29日がん対策・健康増進課長通知）を踏まえ，効率的かつ効果的な指導及

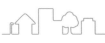

び支援を行うこと.
　特定給食施設の管理栄養士・栄養士の配置率は,施設の種類によって異なり,さらに都道府県によっても異なることから,改善が必要な課題が明確になるよう,施設の種類別等の評価を行い,指導計画の改善を図ること.
　特に,健康増進に資する栄養管理の質の向上を図る観点から,管理栄養士・栄養士の配置促進に関する取組を推進するとともに,全国的に一定の方法を用いて施設における栄養管理の状況の把握を行うことで,施設ごと,保健所管内ごと,都道府県ごとの状況の差が明らかとなることから,改善の成果が明確になるよう,栄養管理の状況を的確に評価する仕組みを整備すること.
②飲食店によるヘルシーメニューの提供等の促進
　食塩や脂肪の低減などヘルシーメニューの提供に取り組む飲食店について,その数を増大させていく取組を推進するに当たっては,波及効果をより大きなものとしていくため,どのような種類の店舗でヘルシーメニューを実践することが効果的かを検証し,より効果の期待できる店舗での実践を促していくこと.
　また,栄養表示の活用については,健康増進に資するよう制度の普及に努め,その上で食品事業者が表示を行うに当たって不明な内容がある場合には,消費者庁に問い合わせるよう促すこと.なお,販売に供する食品であって栄養表示がされたものの検査及び収去に関する業務を行う場合は,食品衛生監視員の業務として行うものであること.その結果,食品事業者に係る表示の適正さに関する疑義が生じた場合については,栄養表示基準を定めている消費者庁に問い合わせること.
③地域の栄養ケア等の拠点の整備
　高齢化の一層の進展に伴い在宅療養者が増大することを踏まえ,地域の在宅での栄養・食生活に関するニーズの実態把握を行う仕組みを検討するとともに,在宅の栄養・食生活の支援を担う管理栄養士の育成や確保を行うため,地域の医師会や栄養士会等関係団体と連携し,地域のニーズに応じた栄養ケアの拠点の整備に努めること.
　また,地域の状況の把握・分析については,専門的な分析技術が求められ,かつ,災害等の緊急時には速やかな分析が求められることから,管理栄養士の養成課程を有する大学等と連携し,地域の技術力を生かした栄養情報の拠点の整備に努めること.
④保健,医療,福祉及び介護領域における管理栄養士・栄養士の育成
　行政栄養士の育成に当たっては,都道府県及び管内市町村の行政栄養士の配置の現状と施策の成果が最大に得られるような配置の姿を勘案し,職位や業務年数に応じて求められる到達能力を明らかにし,求められる能力が発揮できる配置体制について人事担当者や関係部局と調整するとともに,関係職種の協力のもと求められる能力が獲得できる仕組みづくりを進めること.
　また,地域の医療や福祉,介護の質の向上を図る観点から,管内の医療機関や子ども又は高齢者が入所・利用する施設等の管理栄養士・栄養士の活動状況を通して,それぞれの領域において専門職種の技能の向上が必要とされる場合は,職能団体等と調整し,その資質の向上を図ること.
　さらに,管理栄養士養成施設等の学生の実習の受け入れに当たっては,当該養成施設等と調整し,求められる知識や技能の修得に必要な実習内容を計画的に提供する体制を確保すること.
⑤健康増進に資する食に関する多領域の施策の推進
　食に関する施策を所管する部局は,健康増進のほか,子育て支援,保育,教育,福祉,農政,産業振興,環境保全など多岐にわたることから,健康増進が多領域の施策と有機的かつ効果的に推進されるよう,食育推進に係る計画の策定,実施及び評価等について,関係部局と調整を図ること.
　特に,健康増進と産業振興との連携による施策の推進に当たっては,健康増進に資する良質なものが普及拡大するよう,科学的根拠に基づき,一定の質を確保するための仕組みづくりを進めること.
⑥健康危機管理への対応
　災害,食中毒,感染症,飲料水汚染等の飲食に関する健康危機に対して,発生の未然防止,発生時に備えた準備,発生時における対応,被害回復の対応等について,市町村や関係機関等と調整を行い,必要なネットワークの整備を図ること.

　特に,災害の発生に備え,都道府県の地域防災計画に栄養・食生活支援の具体的な内容を位置づけるよう,関係部局との調整を行うとともに,保健医療職種としての災害発生時の被災地への派遣の仕組みや支援体制の整備に関わること.また,地域防災計画に基づく的確な対応を確保するため,市町村の地域防災計画における栄養・食生活の支援内容と連動するよう調整を行うとともに,関係機関や関係者等との支援体制の整備を行うこと.

2　保健所設置市及び特別区
(1) 組織体制の整備
　栄養・食生活の改善は,生活習慣病の発症予防と重症化予防の徹底のほか,子どもや高齢者の健康,社会環境の整備の促進にも関わるため,該当施策を所管する課に行政栄養士がそれぞれ配置されている場合は,各施策の推進とともに,行政栄養士の育成が円滑に進むよう,関係部局や関係者と協議の上,栄養・食生活に関連する施策全体の情報を集約し,共有する体制を確保すること.また,行政栄養士の配置が健康増進施策の所管課に限られている場合は,該当施策を所管する課の施策の方向性に関する情報を共有し,優先されるべき有効な施策の企画立案及び実施に関わることができるよう,関係部局や関係者と協議の上,その体制を確保すること.
(2) 健康・栄養課題の明確化とPDCAサイクルに基づく施策の推進
　人口や医療費等の構造や推移を踏まえ,優先的な健康・栄養課題を明確にするため,健診結果等の分析を行うこと.その際,背景となる食事内容や食習慣等の特徴について,各種調査結果とともに地域や暮らしの観察も含め,総合的に分析すること.それらの分析結果により明確化された健康・栄養課題の解決に向け,計画を策定し,その計画において施策の成果が評価できるよう,目標を設定すること.目標設定に当たってはできる限り数値目標とし,設定した主要目標に対して,PDCAサイクルに基づき,施策を推進すること.
　特に専門的な知識及び技術を必要とする栄養指導としては,地域の優先的な健康課題を解決するために,対象とすべき人々の食事内容や食行動,食習慣とともに,それらを改善するために介入可能な食環境を特定し,関係機関等との調整の下,それらのネットワークを活用して,下記の(3)から(5)までの施策を効率的かつ効果的に推進し,課題解決に向けた成果をあげるための指導を行うこと.
(3) 生活習慣病の発症予防と重症化予防の徹底のための施策の推進
　適切な栄養・食生活を実践することで予防可能な疾患について予防の徹底を図るために,集団全体の健康・栄養状態の特徴を特定健診・特定保健指導の結果をはじめ,レセプトデータ,介護保険データ,その他統計資料等に基づいて分析し,優先的に取り組む健康・栄養課題を明確にし,効果が期待できる目標を設定し,効率的かつ効果的に栄養指導を実施すること.
　栄養指導の実施に当たっては,対象者が代謝等の身体のメカニズムと食習慣との関係を理解し,食習慣の改善を自らが選択し,行動変容につなげるように進めること.実施後は,検査データの改善度,行動目標の達成度,食習慣の改善状況等を評価することで,より効率的かつ効果的な指導方法や内容となるよう改善を図ること.
　さらに,集団全体の健康・栄養状態の改善状況,生活習慣病の有病者・予備群の減少,生活習慣病関連の医療費の適正化など,設定した目標に対する評価・検証を行い,これらの検証結果に基づき,課題解決に向けた計画の修正,健康・栄養課題を明確にした戦略的取組の検討を行うこと.
(4) 社会生活を自立的に営むために必要な機能の維持及び向上のための施策の推進
　①次世代の健康
　　母子保健部門における国民運動計画である「健やか親子21」の取組と連動した目標設定を行い,効果的な取組を進めること.
　　乳幼児健診で得られるデータについて,子どもの栄養状態を反映する代表的な指標である身体発育状況の集計・解析を行い,集団の年次推移の評価を通して,肥満や栄養不良など優先される課題を選定するとともに,個人の状況の変化の評価を通して,栄養・食生活の個別支援が必要とされる子どもの特定を図ること.集団で優先される課題の解決,特定化された個人の課題の解決に向けて,その背景にある食事内容,食習慣及び養育環境等の観察・分析を行い,他職

種や関係機関と連携した取組を行うこと.

また,低出生体重児の減少に向けては,妊娠前の母親のやせや低栄養など予防可能な要因について,他職種と連携し,その改善に向けた取組を行うこと.

さらに,児童・生徒について,肥満ややせなど将来の健康にも影響を及ぼす課題がみられた場合は,教育委員会と基本的な対応方針にかかる情報を共有した上で,家庭,学校及び関係機関と連携した取組を行うこと.

②高齢者の健康

地域全体の高齢者の食と健康を取り巻く状況を捉え,健康増進,介護予防及び介護保険等での栄養・食生活支援を効果的に行う体制を確保すること.

高齢期の適切な栄養は,身体機能を維持し生活機能の自立を確保する上で重要であることから,低栄養傾向や低栄養の高齢者の実態把握及びその背景の分析等を進め,改善に向けた効果的な計画を立案し,必要な取組を行うこと.

また,地域によって高齢者を取り巻く社会資源の状況が異なることから,地域包括ケア体制全体の中で,優先的に解決すべき栄養の課題について,他職種と連携し取り組む体制を確保するとともに,必要な栄養・食生活支援について関係部局や関係機関と調整を行うこと.

(5) 食を通じた社会環境の整備の促進

①特定給食施設における栄養管理状況の把握及び評価に基づく指導・支援

特定給食施設の指導・支援に当たっては,「特定給食施設における栄養管理に関する指導及び支援について」(平成25年3月29日がん対策・健康増進課長通知)を踏まえ,効率的かつ効果的な指導及び支援を行うこと.

特定給食施設の管理栄養士・栄養士の配置率は,施設の種類等によって異なることから,改善が必要な課題が明確になるよう,施設の種類別等の評価を行い,指導計画の改善を図ること.

特に,健康増進に資する栄養管理の質の向上を図る観点から,管理栄養士・栄養士の配置促進に関する取組を推進するとともに,全国的に一定の方法を用いて施設における栄養管理の状況の把握を行うことで,施設ごと,保健所管内ごと,都道府県ごとの状況の差が明らかとなることから,改善の成果が明確になるよう,栄養管理の状況を的確に評価する仕組みを整備すること.

②飲食店によるヘルシーメニューの提供等の促進

食塩や脂肪の低減などヘルシーメニューの提供に取り組む飲食店について,その数を増大させていく取組を推進するに当たっては,波及効果をより大きなものとしていくため,どのような種類の店舗でヘルシーメニューを実践することが効果的かを検証し,より効果の期待できる店舗での実践を促していくこと.

また,栄養表示の活用については,健康増進に資するよう制度の普及に努め,その上で食品事業者が表示を行うに当たって不明な内容がある場合には,消費者庁に問い合わせるよう促すこと.なお,販売に供する食品であって栄養表示がされたものの検査及び収去に関する業務を行う場合は,食品衛生監視員の業務として行うものであること.その結果,食品事業者に係る表示の適正さに関する疑義が生じた場合については,栄養表示基準を定めている消費者庁に問い合わせること.

③保健,医療,福祉及び介護領域における管理栄養士・栄養士の育成

行政栄養士の育成に当たっては,行政栄養士の配置の現状と施策の成果が最大に得られるような配置の姿を勘案し,職位や業務年数に応じて求められる到達能力を明らかにし,求められる能力が発揮できる配置体制について人事担当者や関係部局と調整するとともに,関係職種の協力のもと求められる能力が獲得できる仕組みづくりを進めること.

また,地域の医療や福祉,介護の質の向上を図る観点から,管内の医療機関や子ども又は高齢者が入所・利用する施設等の管理栄養士・栄養士の活動状況を通して,それぞれの領域において専門職種の技能の向上が必要とされる場合は,職能団体等と調整し,その資質の向上を図ること.

さらに,管理栄養士養成施設等の学生の実習の受け入れに当たって

は,当該養成施設等と調整し,求められる知識や技能の修得に必要な実習内容を計画的に提供する体制を確保すること.

④食育推進のネットワークの構築

食に関する施策を所管する部局は,健康増進のほか,子育て支援,保育,教育,福祉,農政,産業振興,環境保全など多岐にわたることから,健康増進が多領域の施策と有機的かつ効果的に推進されるよう,食育推進に係る計画の策定,実施及び評価等について,関係部局と調整を図ること.

また,住民主体の活動やソーシャルキャピタルを活用した健康づくり活動を推進するため,食生活改善推進員等に係るボランティア組織の育成や活動の活性化が図られるよう,関係機関等との幅広いネットワークの構築を図ること.

⑤健康危機管理への対応

災害,食中毒,感染症,飲料水汚染等の飲食に関する健康危機に対して,発生の未然防止,発生時に備えた準備,発生時における対応,被害回復の対応等について,住民に対して適切な情報の周知を図るとともに,近隣自治体や関係機関等と調整を行い,的確な対応に必要なネットワークの構築や支援体制の整備を図ること.

特に,災害の発生に備え,保健所設置市又は特別区の地域防災計画に栄養・食生活支援の具体的な内容を位置づけるよう,関係部局との調整を行うとともに,保健医療職種としての災害発生時の被災地への派遣の仕組みや支援体制の整備に関わること.

3 市町村

(1) 組織体制の整備

栄養・食生活の改善は,生活習慣病の発症予防と重症化予防の徹底のほか,子どもや高齢者の健康,社会環境の整備の促進にも関わるため,該当施策を所管する課に行政栄養士がそれぞれ配置されている場合は,各種施策の推進とともに,行政栄養士の育成が円滑に進むよう,関係部局や関係者と協議の上,栄養・食生活に関連する施策全体の情報を集約し,共有する体制を確保すること.また,行政栄養士の配置が健康増進施策の所管課に限られている場合は,該当施策を所管する課の施策の方向性に関する情報を共有し,優先されるべき有効な施策の企画立案及び実施に関わることができるよう,関係部局や関係者と協議の上,その体制を確保すること.

(2) 健康・栄養課題の明確化とPDCAサイクルに基づく施策の推進

人口や医療費等の構造や推移を踏まえ,優先的な健康・栄養課題を明確にするため,健診結果等の分析を行うこと.その際,背景となる食事内容や食習慣等の特徴について,各種調査結果とともに地域や暮らしの観察も含め,総合的に分析すること.それらの分析結果により明確化された健康・栄養課題の解決に向け,計画を策定し,その計画に応じて施策の成果が評価できるよう,目標を設定すること.目標設定に当たってはできる限り数値目標とし,設定した主要目標に対して,PDCAサイクルに基づき,施策を推進すること.

なお,地域の健康・栄養問題の特徴や課題を明らかにする上で,都道府県全体の状況や管内の市町村ごとの状況の差に関する情報が有益と考えられる場合や,栄養指導の対象者の明確化や効率的かつ効果的な指導方法や内容を改善していく上で,既に改善に取り組んでいる管内の市町村の情報が有益と考えられる場合には,都道府県に対し技術的助言として情報提供を求めること.

(3) 生活習慣病の発症予防と重症化予防の徹底のための施策の推進

適切な栄養・食生活を実践することで予防可能な疾患について予防の徹底を図るために,集団全体の健康・栄養状態の特徴を特定健診・特定保健指導の結果をはじめ,レセプトデータ,介護保険データ,その他統計資料等に基づいて分析し,優先的に取り組む健康・栄養課題を明確にし,効果が期待できる目標を設定し,効率的・効果的に栄養指導を実施すること.

栄養指導の実施に当たっては,対象者が代謝等の身体のメカニズムと食習慣との関係を理解し,食習慣の改善を自らが選択し,行動変容につなげるように進めること.実施後は,検査データの改善度,行動目標の達成度,食習慣の改善状況等を評価することで,より効率的かつ効果的な指導方法や内容となるよう改善を図ること.

さらに,集団全体の健康・栄養状態の改善状況,生活習慣病の有病者・予備群の減少,生活習慣病関連の医療費の適正化など,設定した目標に

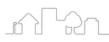

対する評価・検証を行い，これらの検証結果に基づき，課題解決に向けた計画の修正，健康・栄養課題を明確にした戦略的取組の検討を行うこと．

(4) 社会生活を自立的に営むために必要な機能の維持及び向上のための施策の推進

　①次世代の健康

　　母子保健部門における国民運動計画である「健やか親子21」の取組と連動した目標設定を行い，効果的な取組を進めること．

　　乳幼児健診で得られるデータについて，子どもの栄養状態を反映する代表的な指標である身体発育状況の集計・解析を行い，集団の年次推移の評価を通して，肥満や栄養不良など優先される課題を選定するとともに，個人の状況の変化の評価を通して，栄養・食生活の個別支援が必要とされる子どもの特定を図ること．集団で優先される課題の解決，特定化された個人の課題の解決に向けて，その背景にある食事内容，食習慣及び養育環境等の観察・分析を行い，他職種や関係機関と連携した取組を行うこと．

　　また，低出生体重児の減少に向けては，妊娠前の母親のやせや低栄養など予防可能な要因について，他職種と連携し，その改善に向けた取組を行うこと．

　　さらに，児童・生徒について，肥満ややせなど将来の健康にも影響を及ぼす課題が見られた場合は，教育委員会と基本的な対応方針に係る情報を共有した上で，家庭，学校及び関係機関と連携した取組を行うこと．

　②高齢者の健康

　　地域全体の高齢者の食と健康を取り巻く状況を捉え，健康増進，介護予防及び介護保険等での栄養・食生活支援を効果的に行う体制を確保すること．

　　高齢期の適切な栄養は，身体機能を維持し生活機能の自立を確保する上で重要であることから，低栄養傾向や低栄養の高齢者の実態把握及びその背景の分析等を進め，改善に向けた効果的な計画を立案し，必要な取組を行うこと．

　　また，地域によって高齢者を取り巻く社会資源の状況が異なることから，地域包括ケア体制全体の中で，優先的に解決すべき栄養の課題について，他職種と連携し取り組む体制を確保するとともに，必要な栄養・食生活支援について関係部局や関係機関と調整を行うこと．

(5) 食を通じた社会環境の整備の促進

　①保健，医療，福祉及び介護領域における管理栄養士・栄養士の育成

　　行政栄養士の育成に当たっては，行政栄養士の配置の現状と施策の成果が最大に得られるような配置の姿を勘案し，職位や業務年数に応じて求められる到達能力を明らかにし，求められる能力が発揮できる配置体制について人事担当者や関係部局と調整するとともに，関係職種の協力のもと求められる能力が獲得できる仕組みづくりを進めること．

　　また，地域の医療や福祉，介護の質の向上を図る観点から，管内の医療機関や子ども又は高齢者が入所・利用する施設等の管理栄養士・栄養士の活動状況を通して，それぞれの領域において専門職種の技能の向上が必要とされる場合は，都道府県や職能団体等と調整し，その資質の向上を図ること．

　　さらに，管理栄養士養成施設等の学生の実習の受け入れに当たっては，当該養成施設等と調整し，求められる知識や技能の修得に必要な実習内容を計画的に提供する体制を確保すること．

　②食育推進のネットワークの構築

　　食に関する施策を所管する部局は，健康増進のほか，子育て支援，保育，教育，福祉，農政，産業振興，環境保全など多岐にわたることから，健康増進が多領域の施策と有機的かつ効果的に推進されるよう，食育推進に係る計画の策定，実施及び評価等について，関係部局と調整を図ること．

　　また，住民主体の活動やソーシャルキャピタルを活用した健康づくり活動を推進するため，食生活改善推進員等に係るボランティア組織の育成や活動の活性化が図られるよう，関係機関等との幅広いネットワークの構築を図ること．

　③健康危機管理への対応

　　災害，食中毒，感染症，飲料水汚染等の飲食に関する健康危機に対して，発生の未然防止，発生時に備えた準備，発生時における対応，被害回復の対応等について，住民に対して適切な情報の周知を図るとともに，都道府県や関係機関等と調整を行い，的確な対応に必要なネットワークの構築や支援体制の整備を図ること．

　　特に，災害の発生に備え，都道府県の地域防災計画等を踏まえ，市町村の地域防災計画に栄養・食生活支援の具体的な内容を位置づけるよう，関係部局と調整を行うこと．

⑥ 地域保健対策の推進に関する基本的な指針

（平成六年十二月一日厚生省告示第三百七十四号）

　　　　　　　　　　一次改正　平成12年3月
　　　　　　　　　　最終改正　令和4年2月

　少子高齢化の更なる進展や人口の減少といった人口構造の変化に加え，単独世帯や共働き世帯の増加など住民の生活スタイルも大きく変化するとともに，がん，循環器疾患，糖尿病，慢性閉塞性肺疾患等の非感染性疾患（NCD）の増加，新興・再興感染症の感染拡大をはじめとする健康危機に関する事案の変容など地域保健を取り巻く状況は，大きく変化している．

　一方，地方公共団体間において地域保健に係る役割の見直しが行われる中，地域保健の役割は多様化しており，行政を主体とした取組だけでは，今後，更に高度化，多様化していく国民のニーズに応えていくことが困難な状況となっている．

　また，保健事業の効果的な実施や高齢化社会に対応した地域包括ケアシステムの構築，社会保障を維持・充実するため支え合う社会の回復が求められている．

　さらに，新型コロナウイルス感染症の全国的な感染拡大に伴う保健所等における業務負担の増大等の影響により，感染症対策をはじめとする健康危機管理に係る外部人材の活用を含む人員の確保，保健所等の組織体制の強化及び緊急事態に即時に対応できる全庁的な体制の整備の重要性が改めて認識されている．

　こうした状況の変化に的確に対応するため，地域保健対策を推進するための中核としての保健所，市町村保健センター等及び地方衛生研究所を相互に機能させ，都道府県及び市町村（特別区を含む．第二の一の2を除き，以下同じ．）の本庁，保健所，市町村保健センター等及び地方衛生研究所間の連携並びにこれらの機関と地域の医療機関及び福祉サービス機関とのネットワーク形成を推進し，また，地域の特性を考慮しながら，医療，介護，福祉等の関連施策と有機的に連携した上で，科学的な根拠に基づき効果的・効率的に地域保健対策を推進するとともに，地域に根ざした信頼や社会規範，ネットワークといった社会関係資本等（以下「ソーシャルキャピタル」という．）を活用した住民との協働により，地域保健基盤を構築し，地域住民の健康の保持及び増進並びに地域住民が安心して暮らせる地域社会の実現を目指した地域保健対策を総合的に推進することが必要である．

　この指針は，地域保健体系の下で，市町村，都道府県，国等が取り組むべき方向を示すことにより，地域保健対策の円滑な実施及び総合的な推進を図ることを目的とする．

第一　地域保健対策の推進の基本的な方向

一　自助及び共助の支援の推進

　少子高齢化の更なる進展等の社会状況の変化を踏まえ，住民の自助努力に対する支援を充実するとともに，共助の精神で活動する住民に対し，ソーシャルキャピタルを活用した支援を行うことを通じて，多様化，高度化する住民のニーズに応えたサービスを提供する必要がある．都道府県及び市町村は，地域保健対策を講ずる上で重要な社会資源について十分に調査し，ソーシャルキャピタルの核となる人材の育成に努めるとと

もに，学校，企業等に係るソーシャルキャピタルの積極的な活用を図る必要がある．

二　住民の多様なニーズに対応したきめ細かなサービスの提供

住民の価値観，ライフスタイル及びニーズは極めて多様化しており，画一的に提供されるサービスから，多様なニーズ等に応じたきめ細かなサービスへ転換することが求められる．

このため，住民が保健サービスに関する相談を必要とする場合には，個人のプライバシーの保護に配慮しつつ適時適切に相談に応じることが可能な体制を整備するとともに，個々の住民のニーズに的確に対応したサービスが提供されるよう，保健サービスの質的かつ量的な確保，保健サービスを提供する拠点の整備及び人材の確保等の体制の総合的な整備を推進することが必要である．

また，保健サービスの提供に当たっては，種類，時間帯，実施場所等に関し，個人による一定の選択を可能にするよう配慮するとともに，これらの保健サービスの提供に関連する情報を適切に住民に提供する必要がある．

あわせて，民間サービスの活用を進めるため，保健サービスの質を確保しながら振興策等を検討することが求められる．

三　地域の特性をいかした保健と福祉の健康なまちづくり

住民に身近で利用頻度の高い保健サービス及び福祉サービスは，最も基礎的な自治体である市町村が，地域の特性を十分に発揮しつつ，住民のニーズを踏まえた上で，一体的に実施できる体制を整備することが必要である．

これに加え，市町村は，地域保健を取り巻く状況の変化を踏まえ，行政サービスの充実だけでなく，学校，企業等の地域の幅広い主体との連携を進め，住民との協働による健康なまちづくりを推進し，全ての住民が健康づくりに取り組むことができる環境を整備することが求められる．

また，都道府県及び国は，市町村がその役割を十分に果たすことができる条件を整備することが必要である．

四　医療，介護，福祉等の関連施策との連携強化

住民のニーズの変化に的確に対応するためには，地域における保健，医療，介護，福祉等とそれぞれの施策間での連携及びその体制の構築が重要である．

このため，市町村は，住民に身近な保健サービスを介護サービス又は福祉サービスと一体的に提供できる体制の整備に努める．都道府県及び保健所（都道府県が設置する保健所に限る．）は，広域的な観点から都道府県管内の現状を踏まえた急性期，回復期及び維持期における医療機関間の連携，医療サービスと介護サービス及び福祉サービス間の連携による地域包括ケアシステムの強化に努めることが必要である．

また，医療機関間の連携体制の構築においては，多くの医療機関等が関係するため，保健所が積極的に関与し，地域の医師会等との連携や協力の下，公平・公正な立場からの調整機能を発揮することが望まれる．

なお，保健所は，所管区域内の健康課題等の把握，評価，分析及び公表を行い，都道府県が設置する保健所にあっては所管区域内の市町村と情報の共有化を図るとともに，当該市町村と重層的な連携の下，地域保健対策を推進するほか，介護及び福祉等の施策との調整についても積極的な役割を果たす必要がある．

五　地域における健康危機管理体制の確保

1　健康危機管理体制の確保

都道府県及び市町村は，地域において発生し得る健康危機に対して，迅速かつ適切な危機管理を行えるよう，当該健康危機の際に生じ得る地域住民への精神的な影響も考慮した上で，地域における健康危機管理体制を構築する必要がある．

このため，都道府県及び市町村は，それぞれの保健衛生部門の役割分担をあらかじめ明確にするほか，健康危機に関する情報が，健康危機管理体制の管理責任者に対して迅速かつ適切に伝達され，当該管理責任者の下で一元的に管理される体制を構築するとともに，管理責任者から都道府県及び市町村の保健衛生部門に対する指示が迅速かつ適切に伝達される必要がある．また，他の地方公共団体を含む関係機関及び関係団体との連携及び調整も図る必要がある．なお，健康危機管理体制の管理責任者は，地域の保健医療に精通しているという観点から保健所長が望ましい．

また，都道府県及び市町村は，健康危機が発生した場合の危機管理への対応について定めた手引書を作成するとともに，当該手引書の有効性を検証するための訓練，健康危機に対する迅速かつ適切な危機管理を行うことができる人材の育成，当該危機管理に必要な機器及び機材の整備等を行う必要がある．

2　大規模災害への備え

都道府県及び市町村は，大規模災害時に十分に保健活動を実施することができない状況を想定し，他の地方公共団体や国とも連携して，大規模災害時の情報収集，医療機関との連携を含む保健活動の全体調整，保健活動への支援及び人材の受入れ等に関する体制を構築する必要がある．

3　広域的な感染症のまん延への備え

都道府県は，広域的な感染症のまん延により十分に保健活動を実施できない状況を想定し，管内の政令市（地域保健法施行令（昭和二十三年政令第七十七号．以下「令」という．）第一条に規定する市をいう．以下同じ．）及び特別区，他の都道府県並びに国と連携して，感染経路，濃厚接触者等に係る情報収集，医療機関及び福祉サービス機関等との連携を含む保健活動の全体調整，保健活動への支援，感染症対応が可能な専門職を含む人材の確保，国及び地方公共団体等からの人材の送り出し及び受入れ等に関する体制を構築する必要がある．また，感染経路の特定，濃厚接触者の把握等に係る疫学調査，病原体の解析等の専門的業務を十分に実施するためには，保健所，地方衛生研究所等の職員のみならず，教育機関，学術機関等に所属する有識者の協力を得ることも重要であるため，都道府県並びに政令市及び特別区は，平時からこれらの機関等と連携を図りながら感染症対策を行うとともに，緊急的な感染症対応が必要となった場合の情報共有及び協力のための体制を構築しておく必要がある．

さらに，広域的な感染症のまん延の防止の観点から，都道府県，政令市及び特別区は，各管轄地域内での感染経路の特定，濃厚接触者の把握等に係る疫学調査等による感染状況に係る情報の共有に努めること．

4　地域住民への情報提供，知識の普及等

国，都道府県及び市町村は，健康危機の発生時に地域住民が状況を的確に認識した上で行動ができるよう，適切に情報を提供し，地域住民や関係者との相互の情報及び意見の交換（以下「リスクコミュニケーション」という．）を実施するよう努める必要がある．

また，国，都道府県及び市町村は，広域的な感染症対策等を実施するに当たっては，患者及び医療従事者並びにこれらの者の家族等の人権が尊重され，及び何人も差別的取扱い等を受けることのないようにするため，差別的取扱い等の実態の把握，相談支援，広報その他の啓発活動を行うものとする．

六　科学的根拠に基づいた地域保健の推進

1　科学的根拠に基づく地域保健対策に関する計画の策定と実施

国，都道府県及び市町村は，地域の健康課題について，住民の健康を阻害する要因を科学的に明らかにするとともに，疫学的な手法等を用いて地域保健対策の評価等の調査研究を行うことにより，科学的根拠に基づく地域保健対策に関する計画の策定など地域保健対策の企画及びその実施に努める必要がある．

また，健康づくりに関する計画，がん対策に関する計画，母子保健に関する計画，健康危機管理に関する計画等の地域保健対策に関する計画（第一の六の2において「計画」という．）について，地域において共通する課題や目標を共有し推進することが望ましい．

2　計画の評価と公表の推進

国，都道府県及び市町村は，地域保健に関して，それぞれが共通して活用可能な標準化された情報の収集，分析及び評価を行い，その結果を計画に反映させるとともに，関係者や地域住民に広く公表することを通じて，地域の健康課題とその解決に向けた目標の共有化を図り，地域保健対策を一体的に推進することが重要である．なお，保健所及び地方衛生研究所は，技術的中核機関として，情報の収集，分析及び評価を行い，積極的にその機能を果たす必要がある．

七　国民の健康づくりの推進

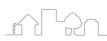

健康増進法（平成十四年法律第百三号）に基づき，国民の健康づくりを推進するため，国及び地方公共団体は，教育活動や広報活動を通じた健康の増進に関する知識の普及，情報の収集，整理，分析及び提供，研究の推進並びに健康の増進に係る人材の養成及び資質の向上を図るとともに，健康増進事業実施者その他の関係者に対し，必要な技術的助言を与えるよう努めることが必要である．さらに，都道府県は，国民の健康の増進の総合的な推進を図るための基本的な方針（平成二十四年厚生労働省告示第四百三十号．第一の七において「基本方針」という．）を勘案して，都道府県健康増進計画を定め，市町村は，基本方針及び都道府県健康増進計画を勘案して市町村健康増進計画を定めるよう努めることが必要である．また，健康づくりの推進に当たっては，医療保険者，医療機関，薬局，地域包括支援センター，教育関係機関，マスメディア，企業，ボランティア団体等から構成される中核的な推進組織が，市町村保健センター，保健所を中心として，都道府県健康増進計画及び市町村健康増進計画に即して，これらの健康増進計画の目標を達成するための行動計画を設定し，各機関及び団体等の取組をそれぞれ補完し合う等職種間で連携を図ることにより，地域の健康課題の解決に向けた効果的な取組が図られることが望ましい．また，母子保健分野については，母子保健における国民運動計画において設定された課題を達成するため，国及び地方公共団体は，関係者，関係機関及び関係団体が寄与し得る取組の内容を明確にして，その活動を推進することが必要である．

八　快適で安心できる生活環境の確保

　地域住民の健康の保持及び増進を図るためには，住民の生活の基盤となる快適で安心できる生活環境を確保することが重要である．

　このため，都道府県，国等は，食中毒等に係る情報共有体制の強化や食品衛生監視員等の資質向上等を通じた保健所の機能強化に努めるとともに，食品衛生協会，生活衛生同業組合等関係団体に対する指導又は助言に努めることにより，営業者の自主的な衛生管理等を通じた食品安全，生活衛生等の施策の推進を図り，消費者及び住民に対するサービス並びに食品の安全性等に係るリスクコミュニケーションを進めることが必要である．

第二　保健所及び市町村保健センターの整備及び運営に関する基本的事項

　保健所は，地域保健に関する広域的，専門的かつ技術的拠点としての機能を強化するほか，地域の医師会の協力の下に医療機関との連携を図ること等により，また，市町村は，住民に身近で利用頻度の高い保健，福祉サービスを一元的に実施するため，市町村保健センター等の体制の整備を積極的に推進すること等により，ライフサイクルを通して一貫した保健，医療，福祉サービスを提供することが重要である．

　このため，市町村，都道府県及び国は，次のような取組を行うことが必要である．

一　保健所
1　保健所の整備

　保健所の地域保健における広域的，専門的かつ技術的拠点としての機能を強化するため，次のような考え方に基づき，地域の特性を踏まえつつ規模の拡大並びに施設及び設備の充実を図ること．
（一）都道府県の設置する保健所
　（1）都道府県の設置する保健所の所管区域は，保健医療に係る施策と社会福祉に係る施策との有機的な連携を図るため，二次医療圏（医療法（昭和二十三年法律第二百五号）第三十条の四第二項第十四号に規定する区域をいう．以下同じ．）又は介護保険法（平成九年法律第百二十三号）第百十八条第二項に規定する区域とおおむね一致した区域とすることを原則として定めることが必要であること．ただし，現行の二次医療圏が必ずしも保健サービスを提供する体制の確保を図る趣旨で設定されていないことから，二次医療圏の人口又は面積が平均的な二次医療圏の人口又は面積を著しく超える場合には地域の特性を踏まえつつ複数の保健所を設置できることを考慮すること．
　（2）保健所の集約化により，食品安全及び生活衛生関係事業者等に対するサービスの提供に遺漏がないよう，例えば，移動衛生相談，関係団体の協力による相談等の地域の特性に応じたサービスを行

うこと．
（二）政令市及び特別区の設置する保健所
　（1）政令指定都市（地方自治法（昭和二十二年法律第六十七号）第二百五十二条の十九第一項の指定都市をいう．以下同じ．）は，地域の特性を踏まえつつ，保健所が，従来おおむね行政区単位に設置されてきたことに配慮しながら，都道府県の設置する保健所との均衡及び保健所政令市（令第一条第三号の市をいう．以下同じ．）の人口要件を勘案し，住民が受けることができるサービスの公平性が確保されるように保健所を設置することが望ましいこと．
　（2）政令指定都市を除く政令市及び特別区は，都道府県の設置する保健所との均衡及び保健所政令市の人口要件を勘案し，地域の特性を踏まえつつ，保健所を設置することが望ましいこと．
　（3）保健所の設置及び運営を円滑に遂行できる人口規模を備えた市が保健サービスを一元的に実施することは望ましいことから，人口二十万以上の市は，保健所政令市への移行を検討すること．
　（4）人口二十万未満の現行の政令市は，引き続きその業務の一層の推進を図ること．

2　保健所の運営
（一）都道府県の設置する保健所

　都道府県の設置する保健所（以下この（一）において「保健所」という．）は，次のような地域保健の広域的，専門的かつ技術的拠点としての機能を強化すること．
　（1）健康なまちづくりの推進
　ア　市町村による保健サービス及び福祉サービスを一体的に提供するとともに，ソーシャルキャピタルを広域的に醸成し，その活用を図ること．また，学校，企業等の関係機関との幅広い連携を図ることにより，健康なまちづくりを推進すること．
　イ　地域の健康課題を把握し，医療機関間の連携に係る調整，都道府県による医療サービスと市町村による保健サービス及び福祉サービスとの連携に係る調整を行うことにより，地域において保健，医療，福祉に関するサービスが包括的に提供されるよう市町村や関係機関等と重層的な連携体制を構築すること．
　（2）専門的かつ技術的業務の推進
　ア　地域保健対策に関する専門的かつ技術的な業務について機能を強化するとともに，地域保健対策への地域住民のニーズの把握に努めた上で，専門的な立場から企画，調整，指導及びこれらに必要な事業を行うとともに市町村への積極的な支援に努めること．
　イ　精神保健，難病対策，エイズ対策等の保健サービスの実施に当たっては，市町村の福祉部局等との十分な連携及び協力を図ること．
　ウ　食品安全，生活衛生，医事，薬事における監視及び指導，検査業務等の専門的かつ技術的な業務について，地域住民の快適で安心できる生活環境の確保を図るという観点を重視し，監視及び指導の計画的な実施，検査の精度管理の徹底等，一層の効率化及び高度化を図ることにより，食品等の広域的監視及び検査を行う専門的かつ技術的な拠点としての機能を強化すること．
　（3）情報の収集，整理及び活用の推進
　ア　所管区域に係る保健，医療，福祉に関する情報を幅広く収集，管理，分析及び評価するとともに，関係法令を踏まえつつ，関係機関及び地域住民に対して，これらを積極的に提供すること．
　イ　市町村，地域の医師会等と協力しつつ，住民からの相談に総合的に対応できる情報ネットワークを構築すること．
　ウ　このため，情報部門の機能強化を図ること．
　（4）調査及び研究等の推進
　ア　各地域が抱える課題に即し，地域住民の生活に密着した調査及び研究を積極的に推進することが重要である．
　　　このため，調査疫学部門の機能強化を図ること．
　イ　国は，保健所における情報の収集，整理及び活用並びに調査及び研究を推進するため，技術的及び財政的援助に努めること．
　（5）市町村に対する援助及び市町村相互間の連絡調整の推進
　ア　保健所に配置されている医師を始めとする専門技術職員は，市町村の求めに応じて，専門的かつ技術的な指導及び支援並びに市町村保健センター等の運営に関する協力を積極的に行うこと．

イ　市町村職員等に対する現任訓練を含めた研修等を積極的に推進することが重要である.
このため, 研修部門の機能強化を図ること.

(6) 地域における健康危機管理の拠点としての機能の強化

ア　健康危機の発生に備え, 保健所は, 地域の保健医療の管理機関として, 平時から, 法令に基づく監視業務等を行うことにより, 健康危機の発生の防止に努めるほか, 広域災害・救急医療情報システム等を活用し, 地域医療とりわけ救急医療の量的及び質的な提供状況を把握し, 評価するとともに, 地域の医師会及び消防機関等の救急医療に係る関係機関と調整を行うことにより, 地域における医療提供体制の確保に努め, また, 保健衛生部門, 警察等の関係機関及びボランティアを含む関係団体と調整することにより, これらとの連携が確保された危機管理体制の整備に努めること. 感染症については, 国立感染症研究所, 地方衛生研究所等の研究機関と連携の上, 検査の精度管理に努めるとともに, 感染情報の管理等のためのシステムを活用し, 最新の科学的知見に基づく情報管理を推進すること. 併せて, 健康危機の発生時に専門技術職員による調査業務その他の保健活動が迅速かつ適切に行われるよう, 平時から健康危機の発生時における全庁的な人員配置及び職員の業務分担を検討するとともに, 職員等に対し研修等を必要に応じて実施することにより危機管理体制の整備を図ること. また, 平時から管内の関係教育機関及び医師会, 歯科医師会, 薬剤師会, 獣医師会, 看護協会, 栄養士会等の専門職能団体等の地域保健に係る知見を有する人材が所属する機関との連携を図ること.
また, 健康危機管理に関する住民の意識を高めるため, リスクコミュニケーションに努めること. なお, 地域の保健医療情報の集約機関として, 保健所の対応が可能となるよう, 休日及び夜間を含め適切な対応を行う体制の整備を図ること.

イ　健康危機発生時において, 保健所は, 広域災害・救急医療情報システム等を活用し, 患者の診療情報等の患者の生命に係る情報の収集及び提供, 健康被害者に対する適切な医療の確保のための支援措置等を図ること. また, 管内の市町村に対して法令に基づき, 健康危機管理を適切に行うこと.

ウ　健康危機発生後において, 保健所は, 保健医療福祉に係る関係機関等と調整の上, 健康危機発生に当たっての管理の体制並びに保健医療福祉の対応及び結果に関し, 科学的根拠に基づく評価を行い, 公表するとともに, 都道府県が作成する医療計画及び障害者計画等の改定に当たって, その成果を将来の施策として反映させることが必要であること. なお, 健康危機による被害者及び健康危機管理の業務に従事する者に対する精神保健福祉対策等を人権の尊重等に配慮しつつ, 推進すること.

エ　健康危機管理に係る体制の整備に当たっては, その体制が保健所内の組織全般の運営に及ぼす影響の程度や健康危機への対応に要する期間等の諸般の事情を考慮するとともに, 地域保健対策の推進に支障を来すことがないよう配慮の上, 必要に応じて国とも調整の上, 健康危機管理に係る業務以外の既存の業務の縮小や当該業務の実施の順延等を検討すること.

(7) 企画及び調整の機能の強化

ア　都道府県の医療計画, 介護保険事業支援計画, がん対策推進計画, 健康増進計画, 老人福祉計画, 障害者計画等の計画策定に関与するとともに, 各種の地域保健サービスを広域的・専門的立場から評価し, これを将来の施策に反映させ, その結果の公表等を通じて所管区域内の市町村の施策の改善を行うほか, 地域における在宅サービス, 障害者福祉等の保健, 医療, 福祉のシステムの構築, 医療機関の機能分担と連携, 医薬分業等医療提供体制の整備, ソーシャルキャピタルを活用した健康づくりの支援, 食品安全及び生活衛生に係るサービスの提供及び (1) から (7) までに掲げる課題について企画及び調整を推進すること.

イ　このため, 保健所の新たな役割を十分に担うことのできる人材の確保等を含め, 企画及び調整の部門の機能強化を図ること.

(二) 政令市及び特別区の設置する保健所

政令市及び特別区の設置する保健所は, 市町村保健センター等の保健活動の拠点及び福祉部局との間の情報交換等による有機的な連携の下に, (一) の (1) に掲げる健康なまちづくりの推進, (一) の (2) に掲げる専門的かつ技術的業務の推進, (一) の (3) に掲げる情報の収集, 整理及び活用の推進, (一) の (4) に掲げる調査及び研究等の推進, (一) の (6) に掲げる健康危機管理機能の強化並びに (一) の (7) に掲げる企画及び調整の機能の強化に努めること.

また, 政令市及び特別区の設置する保健所を地域保健医療に対する総合的な企画機能を有する中核機関として位置付け, 地域住民のニーズに合致した施策を展開できるようにすることが望ましいこと.

二　市町村保健センター

1　市町村保健センターの整備

(一) 身近で利用頻度の高い保健サービスが市町村において一元的に提供されることを踏まえ, 各市町村は, 適切に市町村保健センター等の保健活動の拠点を整備すること.

(二) 国は, 市町村保健センターの設置及び改築等の財政的援助に努めること.

(三) 町村は, 単独で市町村保健センター等を整備することが困難な場合には, 地域住民に対する保健サービスが十分に提供できるよう配慮しながら, 共同で市町村保健センター等を整備することを考慮すること.

(四) 都市部においては, 都市の特性をいかしつつ人口規模に応じた市町村保健センター等の設置を考慮すること.

(五) 国民健康保険健康管理センター, 老人福祉センター, 地域包括支援センター等の類似施設が整備されている市町村は, これらの施設の充実を図ることにより, 住民に身近で利用頻度の高い保健サービスを総合的に実施するという役割を十分に発揮できるようにすること.

2　市町村保健センターの運営

(一) 市町村は, 健康相談, 保健指導及び健康診査等の地域保健に関する計画を策定すること等により, 市町村保健センター等において住民のニーズに応じた計画的な事業の実施を図るとともに, 保健所等の関係機関による施策評価を参考として業務の改善に努めること.

(二) 市町村は, 市町村保健センター等の運営に当たっては, 保健, 医療, 福祉の連携を図るため, 地域包括支援センターを始めとする社会福祉施設等との連携及び協力体制の確立, 市町村保健センター等における総合相談窓口の設置, 在宅福祉サービスを担う施設との複合的整備, 保健師とホームヘルパーに共通の活動拠点としての運営等により, 保健と福祉の総合的な機能を備えること.

(三) 市町村は, 市町村保健センター等の運営に当たっては, 保健所からの専門的かつ技術的な援助及び協力を積極的に求めるとともに, 地域のNPO, 民間団体等に係るソーシャルキャピタルを活用した事業の展開に努めること. また, 市町村健康づくり推進協議会の活用, 検討協議会の設置等により, 医師会, 歯科医師会, 薬剤師会, 看護協会, 栄養士会等の専門職能団体, 地域の医療機関, 学校及び企業等との十分な連携及び協力を図ること. なお, 当該市町村健康づくり推進協議会及び検討協議会の運営に当たっては, 地域のNPO, 民間団体等に係るソーシャルキャピタルの核である人材の参画も得て, 地域の健康課題を共有しながら地域保健対策を一体的に推進することが望ましいこと.

(四) 市町村は, 精神障害者の社会復帰対策, 認知症高齢者対策, 歯科保健対策等のうち, 身近で利用頻度の高い保健サービスは, 市町村保健センター等において, 保健所の協力の下に実施することが望ましいこと. 特に, 精神障害者の障害者支援施設等の利用に係る調整及び精神障害者保健福祉手帳の交付申請の受理の事務等を市町村において行うこととなっていることから, 精神障害者の社会復帰対策を, 保健所, 精神保健福祉センター, 福祉事務所, 医療機関, 障害者支援施設等との連携及び協力の下に実施すること.

(五) 政令市は, 保健所と市町村保健センター等との密接な連携を図り, 効率的かつ効果的な保健サービスの提供を可能にする体制を整備すること.

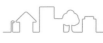

第三　地域保健対策に係る人材の確保及び資質の向上並びに人材確保支
　　　援計画の策定に関する基本的事項

　地域保健対策に係る多くの職種に渡る専門技術職員の養成，確保及び
知識又は技術の向上に資する研修の充実を図るため，市町村，都道府県
及び国は，次のような取組を行うことが必要である．

一　人材の確保
　①都道府県，政令市及び特別区は，地域における健康危機管理体制の
　　充実等の観点から，保健所における医師の配置に当たっては，専任
　　の保健所長を置くように努める等の所管区域の状況に応じた適切な
　　措置を講じるように努めること．なお，医師である専任の保健所長
　　の確保が著しく困難である場合には，保健所長の職責の重要性に鑑
　　み，臨時的な措置として，令第四条第二項各号のいずれにも該当す
　　る医師でない地域保健法（昭和二十二年法律第百一号）第五条第一
　　項に規定する地方公共団体の長の補助機関である職員を保健所長と
　　して配置するように努めること．
　②国，都道府県及び市町村は，地域における健康危機管理体制の充実
　　等の観点から，健康危機の発生に際して，保健所における必要な調
　　査，住民からの相談への対応その他の専門的な業務を行うことので
　　きる保健師等の専門技術職員の継続的な確保を図ること．
　③都道府県及び市町村は，健康危機の発生時には全庁的な危機管理体
　　制が組めるよう平時から準備を行い，地域保健対策の推進に支障を
　　来すことがないように配慮すること．
　④都道府県は，事業の将来的な見通しの下に，精神保健福祉士を含む
　　令第五条に規定する職員の継続的な確保に努め，地域保健対策の推
　　進に支障を来すことがないように配慮すること．
　⑤市町村は，事業の将来的な見通しの下に，保健師，管理栄養士等の
　　地域保健対策に従事する専門技術職員の計画的な確保を推進するこ
　　とにより，保健事業の充実及び保健事業と介護保険事業等との有機
　　的な連携その他の地域保健対策の推進に支障を来すことがないよう
　　に配慮すること．
　　また，市町村は，医師，歯科医師，薬剤師，獣医師，助産師，看護
　　師，准看護師，管理栄養士，栄養士，理学療法士，作業療法士，歯
　　科衛生士，社会福祉士，介護福祉士，精神保健福祉士，言語聴覚士
　　等の地域における人的資源を最大限に活用すること．
　　このため，地域の医師会，歯科医師会，薬剤師会，獣医師会，看護
　　協会，栄養士会等の支援を得ること．
　　さらに，行政職員の育成のみならず，地域においてソーシャルキャ
　　ピタルの核となる人材の発掘及び育成を行うとともに，学校，企業
　　等との仲立ちとなる人材の確保についても計画的に取り組むこと．
　⑥国は，専門技術職員の養成に努めるとともに，業務内容，業務量等
　　を勘案した保健師の活動の指標を情報として提供する等の支援を行
　　うこと．
　　また，健康なまちづくりの全国的な推進のため，地方公共団体等が
　　行うソーシャルキャピタルの核となる人材の育成に係る支援に努め
　　ること．
　⑦国及び都道府県は，広域的な健康危機の発生の際，必要に応じ，地
　　域の公衆衛生の実務に係る専門知識を有する人材や公衆衛生に係る
　　専門資格を有する人材に対して応援職員としての派遣等への協力を
　　求め，当該広域的な健康危機への地域における一体的な対応が円滑
　　に行われるよう，平時から地域の関係教育機関及び医師会，歯科医
　　師会，薬剤師会，獣医師会，看護協会，栄養士会等の専門職能団体
　　との関係の構築及び維持に努めること．

二　人材の資質の向上
　①都道府県及び市町村は，職員に対する現任教育（研修及び自己啓発
　　の奨励，地域保健対策に係る部門以外の部門への人事異動その他の
　　手段による教育をいう．以下同じ．）について各地方公共団体が策
　　定した人材育成指針に基づき，企画及び調整を一元的に行う体制を
　　整備することが望ましいこと．なお，ここでいう研修には執務を通
　　じての研修を含む．
　②都道府県及び市町村は，地域保健に関わる医師，歯科医師，薬剤師，
　　獣医師，保健師，助産師，看護師，准看護師，臨床検査技師，管理

栄養士，栄養士，理学療法士，作業療法士，歯科衛生士，社会福祉
士，精神保健福祉士，言語聴覚士等に対して，次に掲げる現任教育
に関する事項を効果的かつ効率的に実施すること．なお，実施に際
しては必要に応じ関係部局と連携すること．
　（一）次に掲げる事項に関する研修及び自己啓発の奨励
　　（1）専門分野及び行政運営に関する事項
　　（2）保健，医療，福祉の連携を促進するための職種横断的な事項
　　（3）保健，医療，福祉に係る各種サービスの総合的な調整に関する事
　　　　項
　　（4）健康危機発生時における迅速かつ適切な対応を行うための危機管
　　　　理等に関する事項
　（二）人材育成を目的とした地域保健対策に係る部門以外の部門への人
　　　　事異動，保健所と市町村との間の人事交流，研究機関等への派遣
　　　　等の推進
　③都道府県は，市町村の求めに応じ，都道府県及び市町村の職員の研
　　修課程を定め，保健所，地方衛生研究所等との間の職員研修上の役
　　割分担を行って，現任訓練を含めた市町村職員に対する体系的な専
　　門分野に関する研修を計画的に推進するとともに，保健所職員が市
　　町村に対する技術的な援助を円滑に行うことを可能とするための研
　　修，保健所の企画及び調整機能を強化するための研修並びに教育機
　　関又は研究機関と連携した研修の推進に努めること．
　④都道府県は，保健所において，市町村等の求めに応じ，市町村職員
　　及び保健，医療，福祉サービスに従事する者に対する研修を実施す
　　るとともに，町村職員が研修を受ける際には，当該町村の事業が円
　　滑に実施されるように必要に応じて支援すること．
　⑤国は，国立試験研究機関における養成訓練を始め，総合的な企画及
　　び調整の能力の養成並びに指導者としての資質の向上に重点を置い
　　た研修の充実を図るとともに，効果的かつ効率的な教育方法の開発
　　及び普及を行い，市町村及び都道府県に対する技術的及び財政的援
　　助に努めること．
　⑥国及び都道府県は，地域の公衆衛生の実務に係る専門知識や公衆衛
　　生に係る専門資格を有し，広域的な健康危機の発生の際，応援職員
　　としての派遣等への協力を求める人材に対して，健康危機発生時に
　　おける迅速かつ適切な対応を行うための危機管理等に関する研修を
　　実施すること．

三　人材確保支援計画の策定
1　人材確保支援計画の策定についての基本的考え方
（一）市町村は，地域保健対策の円滑な実施を図るため，自ら責任を持っ
　　　て，住民に身近で利用頻度の高い保健サービスに必要な人材の確
　　　保及び資質の向上を図ることが原則である．しかしながら，町村
　　　が必要な対策を講じても地域の特性によりなお必要な人材を確保
　　　できない場合には，都道府県は，特にその人材の確保又は資質の
　　　向上を支援する必要がある町村について，町村の申出に基づき人
　　　材確保支援計画を策定するとともに，これに基づき人材の確保又
　　　は資質の向上に資する事業を推進すること．
（二）国は，都道府県の行う人材確保支援計画において定められた事業
　　　が円滑に実施されるよう，別に定める要件に従い必要な財政的援
　　　助を行うとともに，助言，指導その他の援助の実施に努めること．
（三）（一）及び（二）に掲げる措置により，各町村は，十分な保健サー
　　　ビス及び保健，医療，福祉の連携の下で最適なサービスを総合的
　　　に提供するための調整を行うことのできる保健師，栄養相談等を
　　　行う管理栄養士その他必要な職員の適切な配置を行うことが望ま
　　　しいこと．

2　人材確保支援計画の策定及びこれに基づく事業の実施に当たっての
　留意事項
　　都道府県は，人材確保支援計画の策定及びこれに基づく事業について
　は，特定町村との十分な意思疎通及び共通の課題を抱える特定町村にお
　ける当該事業の一体的な推進を図るほか，地域の医師会，歯科医師会，
　薬剤師会，獣医師会，看護協会，栄養士会等の専門職能団体及び医療機
　関との連携又は協力体制を確立すること等により，地域の特性に即し，
　効果的に実施するよう留意すること．

第四　地域保健に関する調査及び研究に関する基本的事項

　地域の特性に即した地域保健対策を効果的に推進し，地域における健康危機管理能力を高めるためには，科学的な知見を踏まえることが重要である．

　このため，保健所，地方衛生研究所，国立試験研究機関等において，次のような取組を行うことが必要である．

　一　保健所は，快適で安心できる生活の実現に資するため，地域の抱える課題に即した，先駆的又は模範的な調査及び研究を推進すること．

　二　地方衛生研究所は，保健所等と連携しながら，地域における科学的かつ技術的に中核となる機関として，その専門性を活用した地域保健に関する調査及び研究を推進すること．

　三　都道府県及び政令指定都市は，関係部局，保健所，地方衛生研究所等の行政機関等による検討協議会を設置し，計画的に調査，研究等を実施するために必要な企画及び調整を行うこと．

　四　国は，国立試験研究機関等において，全国的規模で行うことが適当である又は高度の専門性が要求される調査及び研究を推進するとともに，国立試験研究機関と地方衛生研究所との連携体制を構築すること等により，地方衛生研究所に対する技術的支援を行うこと．

　五　国立試験研究機関，地方衛生研究所等における地域保健に関する調査及び研究については，新たな政策課題を認識した上で，その課題設定及び分析評価を行うとともに，検査精度及び検査件数等の規模の双方の要請を満たすものとすることとし，健康危機発生時等の緊急時にあっても十分な対応が可能となるよう平時から地域の試験研究機関等との連携に努めること．

　六　調査及び研究の成果等は，関係法令を踏まえつつ，関係機関及び国民に対して，積極的に提供すること．

第五　社会福祉等の関連施策との連携に関する基本的事項

一　保健，医療，福祉の連携の下で最適なサービスを総合的に提供するための調整の機能の充実

　人口の高齢化，疾病構造の変化，ノーマライゼーションの意識の高まり等に伴い，住民のニーズが保健，医療，福祉を通じた総合的なものとなる中で，個々の住民にとって最適なサービスの種類，程度及び提供主体について判断し，適切なサービスを総合的に提供することが重要である．

　このため，市町村及び都道府県は，次のような取組を行うことが必要である．

　①市町村においては，相談からサービスの提供までに至る体系的な体制の整備及び職員に対する研修の充実を図ること．また，支援を必要とする住民をより早く把握し，適時かつ適切な情報の提供，関係機関の紹介及び調整等を行う総合相談窓口を市町村保健センター等に設置するとともに，高齢者の保健，福祉サービスに関する相談，連絡調整等を行う地域包括支援センターの整備を推進すること．さらに，地域の医師会の協力の下に，かかりつけ医との連携及び協力体制を確立すること．

　②都道府県は，保健所において，精神障害及び難病等の専門的かつ広域的に対応することが望ましい問題を持つ住民に対して，保健，医療，福祉の連携の下で最適なサービスを提供するための総合調整機能を果たすとともに，市町村の求めに応じて，専門的及び技術的支援を行うこと．

二　包括的な保健，医療，福祉のシステムの構築

　住民のニーズに応じた適切なサービスを提供するため，地域における包括的な保健，医療，福祉のシステムの構築が重要である．

　このため，市町村，都道府県，国及び保健，医療，福祉サービスを提供する施設は，次のような取組を行うことが必要である．

　①市町村においては，市町村保健センター等の保健活動の拠点，保健所，福祉事務所等の行政機関及び地域包括支援センター，医療機関，薬局，社会福祉施設，介護老人保健施設，訪問看護ステーション等の施設を結ぶ地域の特性に応じたネットワークを整備すること．

　②二次医療圏においては，保健，医療，福祉のシステムの構築に必要な社会資源がおおむね確保されていることから，保健所等は，これらを有効に活用したシステムの構築を図るための検討協議会を設置すること．

　また，保健所運営協議会又は地域保健医療協議会が設置されている場合には，これらとの一体的な運営を図り，二次医療圏内の地域保健全般に渡る事項を幅広い見地から協議すること．

　③市町村は保健，福祉サービスの有機的な連携を推進する観点から，都道府県は市町村に対する保健，福祉サービスを通じた一元的な助言，援助等を円滑に行う観点から，それぞれ，地域の特性に応じた組織の在り方について検討すること．

　④都道府県及び国は，相談窓口の一元化，保健師とホームヘルパーに共通の活動拠点の設置，関連施設の合築，連絡調整会議の設置，保健部局と福祉部局及び介護保険部局間の人事交流の促進，組織の再編成等のうち，保健，医療，福祉のシステムの構築に関する市町村及び都道府県の先駆的な取組について，事例の紹介又は情報の提供を行う等により支援すること．

三　次世代育成支援対策の総合的かつ計画的な推進

　都道府県及び市町村は，次代の社会を担う子どもが健やかに生まれ，かつ，育成される環境の整備を図るため，保健部局，福祉部局等の関係部局間の連携を十分に図りつつ，次世代育成支援対策を総合的かつ計画的に推進すること．

四　高齢者対策及び介護保険制度の円滑な実施のための取組

　住民のニーズに応じ，適切に高齢者対策を実施し，及び介護保険に係るサービス等を提供するため，高齢者対策に係る取組及び介護保険制度の円滑な実施のための取組が重要である．

　このため，市町村，都道府県等は，次のような取組を行うことが必要である．

　①市町村においては，保健部局と高齢者対策に係る取組及び介護保険制度との連携を密にとり，健康増進事業と介護保険事業とを有機的かつ連続的に運用すること．

　また，高齢者の生涯を通じた健康づくり対策，要介護状態等にならないための介護予防対策及び自立支援対策を強化し，介護等を必要とする高齢者を早期に発見するとともに，必要な介護サービスを一体的に提供する地域包括ケアシステムづくりを推進すること．

　②都道府県においては，保健部局と関連部局，関係機関及び関係団体とが十分に連携するとともに，市町村に対して，都道府県内の保健，医療，福祉サービスに関する情報を提供すること．

　③都道府県は，保健所において，市町村が高齢者対策に係る取組及び介護保険制度を円滑に実施することができるように，市町村が行う介護保険事業計画の推進，サービス資源等についての市町村間の広域的調整及び開発等に対して支援を行うこと．

　④政令市及び特別区は，市町村として担うべき役割に加え，都道府県が設置する保健所の担うべき役割のうち保健医療福祉情報の収集，分析及び提供等の役割も担うこと．

五　精神障害者施策の総合的な取組

　①精神障害者に係る保健，医療，福祉等関連施策の総合的かつ計画的な取組を促進すること．

　②都道府県及び市町村並びに保健所は，精神障害者ができる限り地域で生活できるようにするため，居宅生活支援事業の普及を図るとともに，ケアマネジメントの手法の活用の推進を検討すること．特に，条件が整えば退院可能とされる者の退院及び社会復帰を目指すため，必要なサービスを整備及び資源の開発を行い，地域の保健，医療，福祉関係機関の連携を進めること．

　③都道府県及び市町村並びに保健所は，精神障害者及び家族のニーズに対応した多様な相談体制及び支援体制を構築するとともに，当事者自身による相互支援活動等を支援すること．

　④都道府県及び市町村並びに保健所は，精神疾患及び精神障害者への正しい理解の普及を推進するとともに地域住民の精神的健康の保持増進を推進すること．

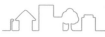

六　児童虐待防止対策に関する取組
　近年の児童虐待に関する問題の深刻化に伴い，保健所，市町村保健センター等においても，児童相談所と十分な連携を取りつつ，以下のような取組を行うことが必要である．
　①母子保健活動や地域の医療機関等との連携を通じて，妊産婦及び親子の健康問題，家族の状況に係る問題等に関連した虐待発生のハイリスク要因を見逃さないよう努め，こうした要因がある場合，保健師の家庭訪問等による積極的な支援を実施すること．また，関係機関による会議等において積極的な役割を果たすとともに，地域組織活動の育成及び支援を行い，児童虐待の発生予防に向けた取組を行うこと．
　②保健所，市町村保健センター等の職員が児童虐待が行われている疑いがある家庭を発見した場合については，児童虐待への対応の中核機関である児童相談所又は福祉事務所への通告を行った上で，市町村及び保健所は，当該事例への援助について関係機関との連携及び協力を組織的に推進すること．

第六　その他地域保健対策の推進に関する重要事項
一　国民の健康づくり及びがん対策等の推進
　都道府県及び市町村並びに保健所は，健康増進法に基づき，国民の健康づくりを推進するとともに，がん対策基本法（平成十八年法律第九十八号），肝炎対策基本法（平成二十一年法律第九十七号）及び歯科口腔保健の推進に関する法律（平成二十三年法律第九十五号）に基づき，がん対策，肝炎対策及び歯科口腔保健の推進に関し，次のような取組を行うことが必要である．
　①都道府県は，地域における健康の増進に関する情報の収集を行うとともに，都道府県健康増進計画の策定及び市町村健康増進計画の策定に対する支援を行う等の地域診断の情報源となる健康指標の収集及び分析を行うこと．
　保健所は，管内における関係機関，関係団体等の連携を推進するための中核機関としての役割を担うとともに，健康の増進に関する情報の収集，分析及び提供並びに市町村に対する技術的支援や二次医療圏に合わせた計画策定等を通じ，管内の健康づくりの取組の拠点としての役割を担うこと．
　市町村は，健康増進事業等の実施主体として，市町村健康増進計画を関係機関及び関係団体並びに住民の参画を得て主体的に策定し，推進するよう努めること．その際，当該市町村をその所管区域内に含む保健所と連携を図ること．また，市町村健康増進計画の推進に当たっては，市町村の内部部局のみならず，保健衛生，精神保健，労働衛生，福祉，環境，都市計画等の各部門の外部機関との連携及び協力を強化すること．
　これらを行う場合，都道府県，保健所，市町村の保健衛生部局，医療機関，学校，教育委員会，医療保険者，地域産業保健センター等の産業保健関係機関や，地域の健康づくりに関係するNPO等に係るソーシャルキャピタルの活用及び協力を強化すること．
　②地域のがん対策の推進に関し，都道府県及び市町村は，都道府県の策定する都道府県がん対策推進計画に基づき，がんの予防及び早期発見の推進，がん医療の均てん化の促進，研究の推進等のために必要な施策を講じること．
　都道府県及び保健所は，健康増進法に基づき市町村が実施するがん検診が科学的根拠に基づいたものとなるよう市町村との連携を強化するとともに，地域がん登録の推進により地域のがん対策の現状を把握し，医療機関間の連携や在宅医療・介護サービスとの連携を進めるため，地域の関係機関との連携を推進すること．
　③地域の肝炎対策の推進に関し，都道府県及び市町村は，肝炎の予防及び早期発見の推進，肝炎医療の均てん化の促進，研究の推進等のために必要な施策を講じること．
　都道府県は，市町村等が実施する肝炎ウイルス検査について，関係機関と連携し，広報を強化するとともに，肝炎診療ネットワークの構築等の地域における肝炎医療を提供する体制を確保すること．
　④地域の歯科口腔保健の推進に関し，都道府県は，関係機関等と連携し，地域の状況に応じた歯科口腔保健の基本的事項を策定するよう努めること．

　また，都道府県及び市町村は，保健所と連携して，歯科口腔保健に関する知識の普及啓発，定期的に歯科検診（健康診査及び健康診断を含む．第六の一の4において同じ．）を受けること等の勧奨，障害者等が定期的に歯科検診や保健指導を受けるための施策，歯科疾患の予防のための措置，口腔の健康に関する調査及び研究の推進等に関する施策を講じるとともに，都道府県，政令市及び特別区は，口腔保健支援センターを設け，歯科医療等業務に従事する者等に対する情報提供，研修の実施その他の支援を行うこと．

二　生活衛生対策
　1．都道府県，政令市及び特別区は，生活衛生同業組合が理容業，美容業，クリーニング業，飲食店営業等の分野の衛生及び経営に関する課題を共有して，地域社会における公衆衛生の向上を図る役割を有していることを踏まえ，新規営業者等に対して生活衛生同業組合についての適切な情報提供を行う等，その機能や組織の活性化を図ること．
　　また，生活衛生関係営業については，地方公共団体間で監視指導状況に大きな格差が生じている現状があり，監視指導の目標を設定する等，住民が安心できる体制の確保を図ること．
　2．都道府県，政令市及び特別区は，生活衛生対策の中で特に，公衆浴場法（昭和二十三年法律第百三十九号）に規定する浴場業及び旅館業法（昭和二十三年法律第百三十八号）に規定する旅館業の営業者並びに建築物における衛生的環境の確保に関する法律（昭和四十五年法律第二十号）に規定する特定建築物の維持管理権原者に対し，水質を汚染する病原生物（レジオネラ属菌等）に関する知識の普及，啓発を行うとともに，施設の種別に応じ，病原生物の増殖を抑制するための具体的方法を指導すること．また，病院，社会福祉施設等の特定建築物以外の建築物についても，その維持管理権原者に対し，病原生物に関する知識の普及，啓発に努めるとともに，維持管理に関する相談等に応じ，必要な指導等を行うこと．
　　さらに，住宅や建築物における室内空気汚染等による健康影響，いわゆるシックハウス症候群について，知識の普及，啓発を行うとともに，地域住民からの相談等に応じ，必要な指導等を行うこと．

三　食品安全対策
　①都道府県，政令市及び特別区並びに保健所は，第二の一の2の（一）の（2）ウ及び（二）に掲げるところにより監視指導に係る業務を推進するほか，教育活動や広報活動を通じた食品安全に関する正しい知識の普及，インターネットを利用した電子会議の実施等を通じた食中毒等に関する情報の収集，整理，分析，提供及び共有，研究の推進，食品安全に関する検査能力の向上，食品安全の向上に関わる人材の養成及び資質の向上並びに国，他の都道府県等及び農林水産部局等関係部局との相互連携に努めるとともに，リスクコミュニケーションの促進を図るため，積極的に施策の実施状況を公表し，住民からの意見聴取及び施策への反映に努めること．
　②都道府県，政令市及び特別区並びに保健所は，第二の一の2の（一）の（6）及び（二）に掲げるところにより健康危機管理機能を強化するとともに，近年広域化している食中毒等飲食に起因する事故に対して，食中毒調査支援システム等を活用し，国，他の都道府県等及び関係部局と連携を図り，必要に応じて実地調査を行う疫学の専門家等の支援も得ながら，原因究明，被害拡大防止，再発防止対策等の一連の措置を迅速かつ的確に行うことができるよう体制を整備すること．

四　地域保健，学校保健及び産業保健の連携
　住民が地域又は職域を問わず，生涯を通じて共通の基盤に立った保健サービスを受けられるようにするためには，地域保健，学校保健及び産業保健の連携が重要である．また，健康寿命の延伸等を図るためには，地域における生涯を通じた健康づくりに対する継続的な支援が必要である．そのためには，保健所及び市町村が中心となり，個人の年齢，就業先などにより異なる保健事業間の連携を図り，次のような事項を行うことにより，継続的な健康管理の支援が可能となるような体制整備を図っていくことが必要である．

①地域保健と産業保健の連携を推進するため，保健所，市町村等が，医療機関等，健康保険組合，労働基準監督署，地域産業保健センター，事業者団体，商工会等の関係団体等から構成する連携推進協議会を設置し，組織間の連携を推進すること．

②保健所及び市町村は，学校，地域の学校医等との連携を図る場である学校保健委員会やより広域的な協議の場に可能な限り参画し，学校等との連携体制の強化に努めること．

③地域保健対策に関する計画の策定に当たっては，学校保健及び産業保健との連携を図りつつ，整合性のとれた目標，行動計画を立て，それに基づき保健活動を推進すること．

④健康教育や健康相談等の保健事業及び施設や保健従事者への研修会などに関する情報を共有するとともに，相互活用等の効率的な実施に配慮すること．

五　地域における健康危機管理体制の確保

地域住民が安心して暮らせるためには，地域における健康危機管理体制を確保することが重要である．

このため，都道府県及び市町村は，次のような取組を行うことが必要である．

①都道府県は，健康危機管理に際して，救急医療体制の整備，健康危機情報の収集，分析及び提供等を行うこと．

また，健康危機に関する事案の発生時に，市町村と有機的に連携した対応ができるよう，市町村と密接な連携体制を整えること．

②政令市及び特別区は，保健所等の関係機関及び都道府県との連携を図るほか，地方衛生研究所等の充実等を図ることにより，検査機能の充実強化を図ること．

また，政令市においては，本庁及び保健所等における健康危機管理に関する事務分担が不明確であること又は本庁と保健所の持つ機能が不均衡であることがないよう，平時より健康危機管理へ対応する体制整備を十分図ること．

③市町村は，健康危機情報を把握した場合には，法令に基づく対応を行うほか，住民に最も身近な地方公共団体として，住民に対する健康被害予防のための情報の提供に大きな役割を担うこと．

④政令市及び特別区を除く市町村は，都道府県の設置する保健所に対して，収集した健康危機情報を速やかに伝達し，保健所長の法令に基づく指示，技術的助言及び支援を受け，これらに基づく対応を行うこと．

⑤都道府県及び市町村は，複数の都道府県に及ぶ大規模災害の発生及び感染症のまん延に備えて，地方公共団体間で情報収集，情報提供，

要支援者への支援等の保健活動の連携体制を強化するとともに，国は，広域的な災害及び感染症のまん延に係る保健活動に資する人材の育成を支援し，保健活動に携わる保健師等について，迅速に派遣のあっせん・調整を行う仕組みを構築すること．

⑥新型インフルエンザ等対策については，新型インフルエンザ等対策特別措置法（平成二十四年法律第三十一号）に基づき，新型インフルエンザ等の発生に備えた万全の体制を確立するため，都道府県は，政府行動計画に基づき都道府県行動計画を，市町村は，都道府県行動計画に基づき市町村行動計画を速やかに策定すること．保健所及び地方衛生研究所は，当該行動計画を踏まえ，地域の保健医療の管理機関としての機能及び役割を果たすとともに，都道府県は，市町村への技術的支援などを積極的に行うこと．

六　地方衛生研究所の機能強化

①地方衛生研究所は，病原体や毒劇物についての迅速な検査及び疫学調査の機能の強化を図るため，施設及び機器の整備，検査の精度管理の向上，感染症情報の管理等のためのシステムの活用，調査及び研究の充実並びに研修の実施等による人材の育成，救命救急センター，他の地方衛生研究所，国立試験研究機関等との連携体制の構築，休日及び夜間において適切な対応を行う体制の整備等を図ること．

②地方衛生研究所を設置する地方公共団体は，強毒性の新型インフルエンザ等の感染症の発生や広域化する食中毒の発生等に備えたサーベイランス機能の強化や迅速な検査体制の確立と検査精度の向上が求められていることを踏まえ，地域における科学的かつ技術的に中核となる機関として地方衛生研究所の機能の一層の充実強化を図ること．

七　地域住民との連携及び協力

地域住民の多様なニーズにきめ細かく対応するため，公的サービスの提供とあいまって，ソーシャルキャピタルを活用し，住民参加型の地域のボランティア等の活動や地域の企業による活動が積極的に展開されることが重要である．

このため，市町村，都道府県及び国は，啓発活動等を通じた地域保健活動に対する住民の理解及び参画の促進並びに保健所，市町村保健センター等において連携又は協力に努めること等により，これらの活動の支援に努めること．

また，ソーシャルキャピタルは，健康危機が生じた場合に地域住民の心の支え合い等に有効に機能することから，市町村，都道府県及び国は，健康づくり活動や行事等の機会を通じて，ソーシャルキャピタルを醸成していく取組を推進することが必要である．

⟨7⟩ 食品表示法

（平成二十五年法律第七十号）

最終改正：令和四年法律第六十八号

第一章　総則

（目的）

第一条　この法律は，食品に関する表示が食品を摂取する際の安全性の確保及び自主的かつ合理的な食品の選択の機会の確保に関し重要な役割を果たしていることに鑑み，販売（不特定又は多数の者に対する販売以外の譲渡を含む．以下同じ．）の用に供する食品に関する表示について，基準の策定その他の必要な事項を定めることにより，その適正を確保し，もって一般消費者の利益の増進を図るとともに，食品衛生法（昭和二十二年法律第二百三十三号），健康増進法（平成十四年法律第百三号）及び農林物資の規格化等に関する法律（昭和二十五年法律第百七十五号）による措置と相まって，国民の健康の保護及び増進並びに食品の生産及び流通の円滑化並びに消費者の需要に即した食品の生産の振興に寄与することを目的とする．

（定義）

第二条　この法律において「食品」とは，全ての飲食物（医薬品，医療機器等の品質，有効性及び安全性の確保等に関する法律（昭和三十五年法律第百四十五号）第二条第一項に規定する医薬品，同条第二項に規定する医薬部外品及び同条第九項に規定する再生医療等製品を除き，食品衛生法第四条第二項に規定する添加物（第四条第一項第一号及び第十一条において単に「添加物」という．）を含む．）をいう．

2　この法律において「酒類」とは，酒税法（昭和二十八年法律第六号）第二条第一項に規定する酒類をいう．

3　この法律において「食品関連事業者等」とは，次の各号のいずれかに該当する者をいう．

一　食品の製造，加工（調整及び選別を含む．）若しくは輸入を業とする者（当該食品の販売をしない者を除く．）又は食品の販売を業とする者（以下「食品関連事業者」という．）

二　前号に掲げる者のほか，食品の販売をする者

（基本理念）

第三条　販売の用に供する食品に関する表示の適正を確保するための施

策は，消費者基本法（昭和四十三年法律第七十八号）第二条第一項に規定する消費者政策の一環として，消費者の安全及び自主的かつ合理的な選択の機会が確保され，並びに消費者に対し必要な情報が提供されることが消費者の権利であることを尊重するとともに，消費者が自らの利益の擁護及び増進のため自主的かつ合理的に行動することができるよう消費者の自立を支援することを基本として講ぜられなければならない．

2 販売の用に供する食品に関する表示の適正を確保するための施策は，食品の生産，取引又は消費の現況及び将来の見通しを踏まえ，かつ，小規模の食品関連事業者の事業活動に及ぼす影響及び食品関連事業者間の公正な競争の確保に配慮して講ぜられなければならない．

第二章 食品表示基準

（食品表示基準の策定等）

第四条 内閣総理大臣は，内閣府令で，食品及び食品関連事業者等の区分ごとに，次に掲げる事項のうち当該区分に属する食品を消費者が安全に摂取し，及び自主的かつ合理的に選択するために必要と認められる事項を内容とする販売の用に供する食品に関する表示の基準を定めなければならない．

一 名称，アレルゲン（食物アレルギーの原因となる物質をいう．第六条第八項及び第十一条において同じ．），保存の方法，消費期限（食品を摂取する際の安全性の判断に資する期限をいう．第六条第八項及び第十一条において同じ．），原材料，添加物，栄養成分の量及び熱量，原産地その他食品関連事業者等が食品の販売をする際に表示されるべき事項

二 表示の方法その他前号に掲げる事項を表示する際に食品関連事業者等が遵守すべき事項

2 内閣総理大臣は，前項の規定により販売の用に供する食品に関する表示の基準を定めようとするときは，あらかじめ，厚生労働大臣，農林水産大臣及び財務大臣に協議するとともに，消費者委員会の意見を聴かなければならない．

3 厚生労働大臣は，第一項の規定により販売の用に供する食品に関する表示の基準が定められることにより，国民の健康の保護又は増進が図られると認めるときは，内閣総理大臣に対し，当該基準の案を添えて，その策定を要請することができる．

4 農林水産大臣は，第一項の規定により販売の用に供する食品に関する表示の基準が定められることにより，当該基準に係る食品（酒類を除く．）の生産若しくは流通の円滑化又は消費者の需要に即した当該食品の生産の振興が図られると認めるときは，内閣総理大臣に対し，当該基準の案を添えて，その策定を要請することができる．

5 財務大臣は，第一項の規定により販売の用に供する食品に関する表示の基準が定められることにより，当該基準に係る酒類の生産若しくは流通の円滑化又は消費者の需要に即した当該酒類の生産の振興が図られると認めるときは，内閣総理大臣に対し，当該基準の案を添えて，その策定を要請することができる．

6 第二項から前項までの規定は，第一項の規定により定められた販売の用に供する食品に関する表示の基準（以下「食品表示基準」という．）の変更について準用する．

（食品表示基準の遵守）

第五条 食品関連事業者等は，食品表示基準に従った表示がされていない食品の販売をしてはならない．

第三章 不適正な表示に対する措置等

（指示等）

第六条 食品表示基準に定められた第四条第一項第一号に掲げる事項（以下「表示事項」という．）が表示されていない食品（酒類を除く．以下この項において同じ．）の販売をし，又は販売の用に供する食品に関して表示事項を表示する際に食品表示基準に定められた同条第一項第二号に掲げる事項（以下「遵守事項」という．）を遵守しない食品関連事業者があるときは，内閣総理大臣又は農林水産大臣（内閣府令・農林水産省令で定める表示事項が表示されず，又は内閣府令・農林水産省令で定める遵守事項を遵守しない場合にあっては，内閣総理大臣）は，当該食品関連事業者に対し，表示事項を表示し，又は遵守事項を遵守すべき

旨の指示をすることができる．

2 次の各号に掲げる大臣は，単独で前項の規定による指示（第一号に掲げる大臣にあっては，同項の内閣府令・農林水産省令で定める表示事項が表示されず，又は同項の内閣府令・農林水産省令で定める遵守事項を遵守しない場合におけるものを除く．）をしようとするときは，あらかじめ，その指示の内容について，それぞれ当該各号に定める大臣に通知するものとする．

一 内閣総理大臣 農林水産大臣
二 農林水産大臣 内閣総理大臣

3 表示事項が表示されていない酒類の販売をし，又は販売の用に供する酒類に関して表示事項を表示する際に遵守事項を遵守しない食品関連事業者があるときは，内閣総理大臣又は財務大臣（内閣府令・財務省令で定める表示事項が表示されず，又は内閣府令・財務省令で定める遵守事項を遵守しない場合にあっては，内閣総理大臣）は，当該食品関連事業者に対し，表示事項を表示し，又は遵守事項を遵守すべき旨の指示をすることができる．

4 次の各号に掲げる大臣は，単独で前項の規定による指示（第一号に掲げる大臣にあっては，同項の内閣府令・財務省令で定める表示事項が表示されず，又は同項の内閣府令・財務省令で定める遵守事項を遵守しない場合におけるものを除く．）をしようとするときは，あらかじめ，その指示の内容について，それぞれ当該各号に定める大臣に通知するものとする．

一 内閣総理大臣 財務大臣
二 財務大臣 内閣総理大臣

5 内閣総理大臣は，第一項又は第三項の規定による指示を受けた者が，正当な理由がなくてその指示に係る措置をとらなかったときは，その者に対し，その指示に係る措置をとるべきことを命ずることができる．

6 農林水産大臣は，第一項の規定による指示をした場合において，その指示を受けた者が，正当な理由がなくてその指示に係る措置をとらなかったときは，内閣総理大臣に対し，前項の規定により，その者に対してその指示に係る措置をとるべきことを命ずることを要請することができる．

7 財務大臣は，第三項の規定による指示をした場合において，その指示を受けた者が，正当な理由がなくてその指示に係る措置をとらなかったときは，内閣総理大臣に対し，第五項の規定により，その者に対してその指示に係る措置をとるべきことを命ずることを要請することができる．

8 内閣総理大臣は，食品関連事業者等が，アレルゲン，消費期限，食品を安全に摂取するために加熱を要するかどうかの別その他の食品を摂取する際の安全性に重要な影響を及ぼす事項として内閣府令で定めるものについて食品表示基準に従った表示がされていない食品の販売をし，又は販売をしようとする場合において，消費者の生命又は身体に対する危害の発生又は拡大の防止を図るため緊急の必要があると認めるときは，当該食品関連事業者等に対し，食品の回収その他必要な措置をとるべきことを命じ，又は期間を定めてその業務の全部若しくは一部を停止すべきことを命ずることができる．

（公表）

第七条 内閣総理大臣，農林水産大臣又は財務大臣は，前条の規定による指示又は命令をしたときは，その旨を公表しなければならない．

（立入検査等）

第八条 内閣総理大臣は，販売の用に供する食品に関する表示の適正を確保するため必要があると認めるときは，食品関連事業者等若しくは食品関連事業者とその事業に関して関係のある事業者に対し，販売の用に供する食品に関する表示について必要な報告若しくは帳簿，書類その他の物件の提出を求め，又はその職員に，これらの者の事務所，事業所その他の場所に立ち入り，販売の用に供する食品に関する表示の状況若しくは食品，その原材料，帳簿，書類その他の物件を検査させ，従業員その他の関係者に質問させ，若しくは試験の用に供するのに必要な限度において，食品若しくはその原材料を無償で収去させることができる．

2 農林水産大臣は，第六条第一項の内閣府令・農林水産省令で定める表示事項以外の表示事項又は同項の内閣府令・農林水産省令で定める遵守事項以外の遵守事項に関し販売の用に供する食品（酒類を除く．以下この項において同じ．）に関する表示の適正を確保するため必要があると認めるときは，食品関連事業者若しくはその者とその事業に関して関係のある事業者に対し，販売の用に供する食品に関する表示について必

要な報告若しくは帳簿，書類その他の物件の提出を求め，又はその職員に，これらの者の事務所，事業所その他の場所に立ち入り，販売の用に供する食品に関する表示の状況若しくは食品，その原材料，帳簿，書類その他の物件を検査させ，若しくは従業員その他の関係者に質問させることができる．

3　財務大臣は，第六条第三項の内閣府令・財務省令で定める表示事項以外の表示事項又は同項の内閣府令・財務省令で定める遵守事項以外の遵守事項に関し販売の用に供する酒類に関する表示の適正を確保するため必要があると認めるときは，食品関連事業者若しくはその者とその事業に関して関係のある事業者に対し，販売の用に供する酒類に関する表示について必要な報告若しくは帳簿，書類その他の物件の提出を求め，又はその職員に，これらの者の事務所，事業所その他の場所に立ち入り，販売の用に供する酒類に関する表示の状況若しくは酒類，その原材料，帳簿，書類その他の物件を検査させ，若しくは従業員その他の関係者に質問させることができる．

4　前三項の規定による立入検査，質問又は収去をする職員は，その身分を示す証明書を携帯し，関係者の請求があるときは，これを提示しなければならない．

5　第一項から第三項までの規定による権限は，犯罪捜査のために認められたものと解釈してはならない．

6　第一項の規定による収去は，食品衛生法第三十条第一項に規定する食品衛生監視員に行わせるものとする．

7　内閣総理大臣は，第一項の規定により収去した食品の試験に関する事務については食品衛生法第四条第九項に規定する登録検査機関に，当該事務のうち食品の栄養成分の量又は熱量に係るものについては国立研究開発法人医薬基盤・健康・栄養研究所にそれぞれ委託することができる．

8　内閣総理大臣は，第一項の規定による権限を単独で行使したときは，速やかに，その結果を，販売の用に供する食品（酒類を除く．）に関する表示の適正を確保するために行われた場合にあっては農林水産大臣に，販売の用に供する酒類に関する表示の適正を確保するために行われた場合にあっては財務大臣に通知するものとする．

9　農林水産大臣又は財務大臣は，第二項又は第三項の規定による権限を単独で行使したときは，速やかに，その結果を内閣総理大臣に通知するものとする．

（センターによる立入検査等）

第九条　農林水産大臣は，前条第二項の規定によりその職員に立入検査又は質問を行わせることができる場合において必要があると認めるときは，独立行政法人農林水産消費安全技術センター（以下「センター」という．）に，食品関連事業者又はその者とその事業に関して関係のある事業者の事務所，事業所その他の場所に立ち入り，販売の用に供する食品（酒類を除く．以下この項において同じ．）に関する表示の状況若しくは食品，その原材料，帳簿，書類その他の物件を検査させ，又は従業員その他の関係者に質問させることができる．

2　農林水産大臣は，前項の規定によりセンターに立入検査又は質問を行わせるときは，センターに対し，当該立入検査又は質問の期日，場所その他必要な事項を示してこれを実施すべきことを指示するものとする．

3　センターは，前項の規定による指示に従って第一項の規定による立入検査又は質問を行ったときは，農林水産省令で定めるところにより，その結果を農林水産大臣に報告しなければならない．

4　農林水産大臣は，第一項の規定による立入検査又は質問について前項の規定による報告を受けたときは，速やかに，その内容を内閣総理大臣に通知するものとする．

5　第一項の規定による立入検査又は質問については，前条第四項及び第五項の規定を準用する．

（センターに対する命令）

第十条　農林水産大臣は，前条第一項の規定による立入検査又は質問の業務の適正な実施を確保するため必要があると認めるときは，センターに対し，当該業務に関し必要な命令をすることができる．

（食品の回収の届出等）

第十条の二　食品関連事業者等は，第六条第八項の内閣府令で定める事項について食品表示基準に従った表示がされていない食品の販売をした場合において，当該食品を回収するとき（同項の規定による命令を受け

て回収するとき，及び消費者の生命又は身体に対する危害が発生するおそれがない場合として内閣府令で定めるときを除く．）は，内閣府令で定めるところにより，遅滞なく，回収に着手した旨及び回収の状況を内閣総理大臣に届け出なければならない．

2　内閣総理大臣は，前項の規定による届出があったときは，その旨を公表しなければならない．

第四章　差止請求及び申出

（適格消費者団体の差止請求権）

第十一条　消費者契約法（平成十二年法律第六十一号）第二条第四項に規定する適格消費者団体は，食品関連事業者が，不特定かつ多数の者に対して，食品表示基準に違反し，販売の用に供する食品の名称，アレルゲン，保存の方法，消費期限，原材料，添加物，栄養成分の量若しくは熱量又は原産地について著しく事実に相違する表示をする行為を現に行い，又は行うおそれがあるときは，当該食品関連事業者に対し，当該行為の停止若しくは予防又は当該食品に関して著しく事実に相違する表示を行った旨の周知その他の当該行為の停止若しくは予防に必要な措置をとることを請求することができる．

（内閣総理大臣等に対する申出）

第十二条　何人も，販売の用に供する食品（酒類を除く．以下この項において同じ．）に関する表示が適正でないため一般消費者の利益が害されていると認めるときは，内閣府令・農林水産省令で定める手続に従い，その旨を内閣総理大臣又は農林水産大臣（当該食品に関する表示が適正でないことが第六条第一項の内閣府令・農林水産省令で定める表示事項又は遵守事項のみに係るものである場合にあっては，内閣総理大臣）に申し出て適切な措置をとるべきことを求めることができる．

2　何人も，販売の用に供する酒類に関する表示が適正でないため一般消費者の利益が害されていると認めるときは，内閣府令・財務省令で定める手続に従い，その旨を内閣総理大臣又は財務大臣（当該酒類に関する表示が適正でないことが第六条第三項の内閣府令・財務省令で定める表示事項又は遵守事項のみに係るものである場合にあっては，内閣総理大臣）に申し出て適切な措置をとるべきことを求めることができる．

3　内閣総理大臣，農林水産大臣又は財務大臣は，前二項の規定による申出があった場合には，必要な調査を行い，その申出の内容が事実であると認めるときは，第四条又は第六条の規定による措置その他の適切な措置をとらなければならない．

第五章　雑則

（内閣総理大臣への資料提供等）

第十三条　内閣総理大臣は，この法律の目的を達成するため必要があると認めるときは，厚生労働大臣，農林水産大臣又は財務大臣に対し，資料の提供，説明その他必要な協力を求めることができる．

（不当景品類及び不当表示防止法の適用）

第十四条　この法律の規定は，不当景品類及び不当表示防止法（昭和三十七年法律第百三十四号）の適用を排除するものと解してはならない．

（権限の委任等）

第十五条　内閣総理大臣は，この法律の規定による権限（政令で定めるものを除く．）を消費者庁長官に委任する．

2　この法律に規定する財務大臣の権限の全部又は一部は，政令で定めるところにより，国税庁長官に委任することができる．

3　この法律に規定する農林水産大臣の権限及び前項の規定により国税庁長官に委任された権限の全部又は一部は，政令で定めるところにより，地方支分部局の長に委任することができる．

4　この法律に規定する農林水産大臣の権限に属する事務の一部は，政令で定めるところにより，都道府県知事又は地方自治法（昭和二十二年法律第六十七号）第二百五十二条の十九第一項の指定都市の長が行うこととすることができる．

5　第一項の規定により消費者庁長官に委任された権限に属する事務の一部は，政令で定めるところにより，都道府県知事，地域保健法（昭和二十二年法律第百一号）第五条第一項の政令で定める市（次条において「保健所を設置する市」という．）の市長又は特別区の区長が行うこととすることができる．

（再審査請求等）

第十六条　前条第五項の規定により保健所を設置する市の市長又は特別区の区長がした処分（地方自治法第二条第九項第一号に規定する第一号法定受託事務（次項において単に「第一号法定受託事務」という．）に係るものに限る．）についての審査請求の裁決に不服がある者は，内閣総理大臣に対して再審査請求をすることができる．

2　保健所を設置する市又は特別区の長が前条第五項の規定によりその行うこととされた事務のうち第一号法定受託事務に係る処分をする権限をその補助機関である職員又はその管理に属する行政機関の長に委任した場合において，委任を受けた職員又は行政機関の長がその委任に基づいてした処分につき，地方自治法第二百五十五条の二第二項の再審査請求の裁決があったときは，当該裁決に不服がある者は，同法第二百五十二条の十七の四第五項から第七項までの規定の例により，内閣総理大臣に対して再々審査請求をすることができる．

第六章　罰則

第十七条　第六条第八項の規定による命令に違反した者は，三年以下の懲役若しくは三百万円以下の罰金に処し，又はこれを併科する．

第十八条　第六条第八項の内閣府令で定める事項について，食品表示基準に従った表示がされていない食品の販売をした者は，二年以下の懲役若しくは二百万円以下の罰金に処し，又はこれを併科する．

第十九条　食品表示基準において表示されるべきこととされている原産地（原材料の原産地を含む．）について虚偽の表示がされた食品の販売をした者は，二年以下の懲役又は二百万円以下の罰金に処する．

第二十条　第六条第五項の規定による命令に違反した者は，一年以下の懲役又は百万円以下の罰金に処する．

第二十一条　次の各号のいずれかに該当する者は，五十万円以下の罰金に処する．

　一　第八条第一項から第三項までの規定による報告若しくは物件の提出をせず，若しくは虚偽の報告若しくは虚偽の物件の提出をし，又は同条第一項から第三項まで若しくは第九条第一項の規定による検査を拒み，妨げ，若しくは忌避し，若しくは質問に対して答弁をせず，若しくは虚偽の答弁をした者

　二　第八条第一項の規定による収去を拒み，妨げ，又は忌避した者

　三　第十条の二第一項の規定による届出をせず，又は虚偽の届出をした者

第二十二条　法人（人格のない社団又は財団で代表者又は管理人の定めのあるものを含む．以下この項において同じ．）の代表者若しくは管理人又は法人若しくは人の代理人，使用人その他の従業者が，その法人又は人の業務に関して，次の各号に掲げる規定の違反行為をしたときは，行為者を罰するほか，その法人に対して当該各号に定める罰金刑を，その人に対して各本条の罰金刑を科する．

　一　第十七条　三億円以下の罰金刑

　二　第十八条から第二十条まで　一億円以下の罰金刑

　三　前条　同条の罰金刑

2　人格のない社団又は財団について前項の規定の適用があるときは，その代表者又は管理人が，その訴訟行為につきその人格のない社団又は財団を代表するほか，法人を被告人又は被疑者とする場合の刑事訴訟に関する法律の規定を準用する．

第二十三条　第十条の規定による命令に違反したときは，その違反行為をしたセンターの役員は，二十万円以下の過料に処する．

附　則　抄

（施行期日）

第一条　この法律は，公布の日から起算して二年を超えない範囲内において政令で定める日から施行する．ただし，次条及び附則第十八条の規定については，公布の日から施行する．

（準備行為）

第二条　内閣総理大臣は，この法律の施行前においても，第四条の規定の例により，販売の用に供する食品に関する表示の基準を定めることができる．

2　前項の規定により定められた販売の用に供する食品に関する表示の基準は，この法律の施行の日において第四条第一項の規定により定めら

れたものとみなす．

（経過措置）

第十六条　この法律の施行前に附則第四条の規定による改正前の食品衛生法，附則第六条の規定による改正前の農林物資の規格化及び品質表示の適正化に関する法律又は附則第十一条の規定による改正前の健康増進法の規定によってした処分その他の行為であって，この法律に相当の規定があるものは，当該規定によってしたものとみなす．

（罰則の適用に関する経過措置）

第十七条　この法律の施行前にした行為に対する罰則の適用については，なお従前の例による．

（政令への委任）

第十八条　この附則に規定するもののほか，この法律の施行に関し必要な経過措置は，政令で定める．

（検討）

第十九条　政府は，この法律の施行後三年を経過した場合において，この法律の施行の状況を勘案し，必要があると認めるときは，この法律の規定について検討を加え，その結果に基づいて必要な措置を講ずるものとする．

附　則　（平成二五年一一月二七日法律第八四号）抄

（施行期日）

第一条　この法律は，公布の日から起算して一年を超えない範囲内において政令で定める日から施行する．ただし，附則第六十四条，第六十六条及び第百二条の規定は，公布の日から施行する．

（処分等の効力）

第百条　この法律の施行前に改正前のそれぞれの法律（これに基づく命令を含む．以下この条において同じ．）の規定によってした処分，手続その他の行為であって，改正後のそれぞれの法律の規定に相当の規定があるものは，この附則に別段の定めがあるものを除き，改正後のそれぞれの法律の相当の規定によってしたものとみなす．

（罰則に関する経過措置）

第百一条　この法律の施行前にした行為及びこの法律の規定によりなお従前の例によることとされる場合におけるこの法律の施行後にした行為に対する罰則の適用については，なお従前の例による．

（政令への委任）

第百二条　この附則に規定するもののほか，この法律の施行に伴い必要な経過措置（罰則に関する経過措置を含む．）は，政令で定める．

附　則　（平成二五年一二月一三日法律第一〇三号）抄

（施行期日）

第一条　この法律は，公布の日から起算して六月を超えない範囲内において政令で定める日から施行する．ただし，次の各号に掲げる規定は，当該各号に定める日から施行する．

　一　略

　二　附則第十七条の規定　薬事法等の一部を改正する法律（平成二十五年法律第八十四号）の公布の日又はこの法律の公布の日のいずれか遅い日

附　則　（平成二六年五月二一日法律第三八号）抄

（施行期日）

第一条　この法律は，公布の日から起算して一年を超えない範囲内において政令で定める日から施行する．

附　則　（平成二六年六月四日法律第五一号）抄

（施行期日）

第一条　この法律は，平成二十七年四月一日から施行する．ただし，次の各号に掲げる規定は，当該各号に定める日から施行する．

　一及び二　略

　三　第一条から第三条まで，第三十四条及び第三十五条の規定並びに附則第十六条（登録免許税法（昭和四十二年法律第三十五号）別表第一第八十六号の改正規定に限る．）の規定　平成二十八年四月一日

（処分，申請等に関する経過措置）

第七条　この法律（附則第一条各号に掲げる規定については，当該各規定．以下この条及び次条において同じ．）の施行前にこの法律による改

正前のそれぞれの法律の規定によりされた許可等の処分その他の行為（以下この項において「処分等の行為」という.）又はこの法律の施行の際現にこの法律による改正前のそれぞれの法律の規定によりされている許可等の申請その他の行為（以下この項において「申請等の行為」という.）で，この法律の施行の日においてこれらの行為に係る行政事務を行うべき者が異なることとなるものは，附則第二条から前条までの規定又はこの法律による改正後のそれぞれの法律（これに基づく命令を含む.）の経過措置に関する規定に定めるものを除き，この法律の施行の日以後におけるこの法律による改正後のそれぞれの法律の適用については，この法律による改正後のそれぞれの法律の相当規定によりされた処分等の行為又は申請等の行為とみなす.

2 この法律の施行前にこの法律による改正前のそれぞれの法律の規定により国又は地方公共団体の機関に対し報告，届出，提出その他の手続をしなければならない事項で，この法律の施行の日前にその手続がされていないものについては，この法律及びこれに基づく政令に別段の定めがあるもののほか，これを，この法律による改正後のそれぞれの法律の相当規定により国又は地方公共団体の相当の機関に対して報告，届出，提出その他の手続をしなければならない事項についてその手続がされていないものとみなして，この法律による改正後のそれぞれの法律の規定を適用する.

（罰則に関する経過措置）

第八条 この法律の施行前にした行為に対する罰則の適用については，なお従前の例による.

（政令への委任）

第九条 附則第二条から前条までに規定するもののほか，この法律の施行に関し必要な経過措置（罰則に関する経過措置を含む.）は，政令で定める.

附 則（平成二六年六月一三日法律第六七号）抄
（施行期日）

第一条 この法律は，独立行政法人通則法の一部を改正する法律（平成二十六年法律第六十六号．以下「通則法改正法」という.）の施行の日から施行する．ただし，次の各号に掲げる規定は，当該各号に定める日から施行する.

一 附則第十四条第二項，第十八条及び第三十条の規定 公布の日

（調整規定）

第二条 この法律の施行の日（以下「施行日」という.）が食品表示法の施行の日以後である場合においては，第三十一条中次の表の上欄に掲げる字句は，同表の下欄に掲げる字句とする.

第八条第七項中「独立行政法人医薬基盤・健康・栄養研究所」を「国立研究開発法人医薬基盤・健康・栄養研究所」に改める．附則第十二条の二（見出しを含む.）中「独立行政法人医薬基盤・健康・栄養研究所法」を「国立研究開発法人医薬基盤・健康・栄養研究所法」に改める.	第八条第七項中「独立行政法人医薬基盤・健康・栄養研究所」を「国立研究開発法人医薬基盤・健康・栄養研究所」に改める.

（処分等の効力）

第二十八条 この法律の施行前にこの法律による改正前のそれぞれの法律（これに基づく命令を含む.）の規定によってした又はすべき処分，手続その他の行為であってこの法律による改正後のそれぞれの法律（これに基づく命令を含む．以下この条において「新法令」という.）に相当の規定があるものは，法律（これに基づく政令を含む.）に別段の定めのあるものを除き，新法令の相当の規定によってした又はすべき処分，手続その他の行為とみなす.

（罰則に関する経過措置）

第二十九条 この法律の施行前にした行為及びこの附則の規定によりなおその効力を有することとされる場合におけるこの法律の施行後にした行為に対する罰則の適用については，なお従前の例による.

（その他の経過措置の政令等への委任）

第三十条 附則第三条から前条までに定めるもののほか，この法律の施行に関し必要な経過措置（罰則に関する経過措置を含む.）は，政令（人事院の所掌する事項については，人事院規則）で定める.

附 則（平成二六年六月一三日法律第六九号）抄
（施行期日）

第一条 この法律は，行政不服審査法（平成二十六年法律第六十八号）の施行の日から施行する.

（経過措置の原則）

第五条 行政庁の処分その他の行為又は不作為についての不服申立てであってこの法律の施行前にされた行政庁の処分その他の行為又はこの法律の施行前にされた申請に係る行政庁の不作為に係るものについては，この附則に特別の定めがある場合を除き，なお従前の例による.

（訴訟に関する経過措置）

第六条 この法律による改正前の法律の規定により不服申立てに対する行政庁の裁決，決定その他の行為を経た後でなければ訴えを提起できないこととされる事項であって，当該不服申立てを提起しないでこの法律の施行前にこれを提起すべき期間を経過したもの（当該不服申立てが他の不服申立てに対する行政庁の裁決，決定その他の行為を経た後でなければ提起できないとされる場合にあっては，当該他の不服申立てを提起しないでこの法律の施行前にこれを提起すべき期間を経過したものを含む.）の訴えの提起については，なお従前の例による.

2 この法律の規定による改正前の法律の規定（前条の規定によりなお従前の例によることとされる場合を含む.）により異議申立てが提起された処分その他の行為であって，この法律の規定による改正後の法律の規定により審査請求に対する裁決を経た後でなければ取消しの訴えを提起することができないこととされるものの取消しの訴えの提起については，なお従前の例による.

3 不服申立てに対する行政庁の裁決，決定その他の行為の取消しの訴えであって，この法律の施行前に提起されたものについては，なお従前の例による.

（罰則に関する経過措置）

第九条 この法律の施行前にした行為並びに附則第五条及び前二条の規定によりなお従前の例によることとされる場合におけるこの法律の施行後にした行為に対する罰則の適用については，なお従前の例による.

（その他の経過措置の政令への委任）

第十条 附則第五条から前条までに定めるもののほか，この法律の施行に関し必要な経過措置（罰則に関する経過措置を含む.）は，政令で定める.

附 則（平成二九年六月二三日法律第七〇号）抄
（施行期日）

第一条 この法律は，公布の日から起算して一年を超えない範囲内において政令で定める日から施行する.

附 則（平成三〇年一二月一四日法律第九七号）
（施行期日）

1 この法律は，公布の日から起算して三年を超えない範囲内において政令で定める日から施行する．ただし，次項の規定は，公布の日から施行する.

（政令への委任）

2 この法律の施行に伴い必要な経過措置（罰則に関する経過措置を含む.）は，政令で定める.

附 則（令和四年六月一七日法律第六八号）抄
（施行期日）

1 この法律は，刑法等一部改正法施行日から施行する．ただし，次の各号に掲げる規定は，当該各号に定める日から施行する.

一 第五百九条の規定 公布の日

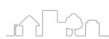

⑧ 栄養素等摂取量年次推移

（全国1人1日当たり）

栄養素			昭和21年	23年	25年	27年	29年	31年	33年	35年	37年	39年
エネルギー		(kcal)	1,903	2,014	2,098	2,109	2,074	2,092	2,118	2,096	2,080	2,223
たんぱく質	総量	(g)	59	63	68	69.9	68.9	69.1	70.1	69.7	70.4	74.4
	動物性	(g)	11	13	17	22.6	22.1	22.6	23.8	24.7	28.1	28.7
	植物性	(g)	–	–	–	–	–	–	46.7	45.2	43.4	45.6
脂質	総量	(g)	15	14	18	20.1	20.9	21.8	23.7	24.7	28.3	34.3
	動物性	(g)	–	–	–	–	–	–	–	–	–	–
炭水化物		(g)	–	–	–	–	–	–	416	404	392	398
無機質	カルシウム	(mg)	253	261	270	373	362	379	388	389	402	476
	リン	(mg)	–	–	–	–	–	–	–	–	–	–
	鉄	(mg)	–	–	–	–	–	–	–	–	–	–
	ナトリウム（食塩換算）	(g)	–	–	–	–	–	–	–	–	–	–
ビタミン	A	(IU)	4,641	3,074	2,459	2,700	2,814	1,686(3,175)	1,750(3,281)	1,180(3,023)	1,327	1,496
	B₁	(mg)	1.81	1.53	1.52	1.14	1.12	1.13	1.07	1.05	1.10	1.05
	B₂	(mg)	0.67	0.72	0.72	0.66	0.66	0.7	0.73	0.72	0.77	0.82
	C	(mg)	187	138	107	77	75	77	77	75	75	114

栄養素			昭和41年	43年	45年	47年	49年	51年	53年	55年	57年	59年
エネルギー		(kcal)	2,193	2,224	2,210	2,279	2,187	2,159	2,167	2,084	2,136	2,107
たんぱく質	総量	(g)	74.8	76.9	77.6	82.9	78.7	78.7	80.0	77.9	79.6	79.3
	動物性	(g)	29.3	32.4	34.2	40.4	37.9	38.1	39.8	39.2	40.0	40.4
	植物性	(g)	45.5	–	–	–	–	–	–	–	–	–
脂質	総量	(g)	39.7	44.6	46.5	50.1	51.6	52.4	54.7	52.4	58.0	58.0
	動物性	(g)	17.8	96	20.9	27.0	26.9	27	28.2	27.2	28.2	28.1
炭水化物		(g)	380	375	368	359	339	332	326	313	306	299
無機質	カルシウム	(mg)	499	529	536	549	540	548	562	535	559	562
	リン	(mg)	–	–	–	–	–	–	–	–	–	–
	鉄	(mg)	–	–	–	13.9	13.3	13.7	13.9	13.1	10.8	10.7
	ナトリウム（食塩換算）	(g)	–	–	–	14.5	14.4	13.5	13.4	12.9	12.3	12.2
ビタミン	A	(IU)	1,600	1,421	1,536	2,067	1,673	1,724	1,853	1,576	2,120	2,177
	B₁	(mg)	1.03	1.10	1.13	1.19	1.08	1.18	1.19	1.16	1.38	1.34
	B₂	(mg)	0.90	0.96	1.00	0.98	0.94	1.02	1.06	1.01	1.26	1.26
	C	(mg)	118	96	96	115	120	117	123	107	132	130

栄養素			昭和61年	63年	平成元年	3年	5年	7年	9年	11年	13年	15年
エネルギー		(kcal)	2,075	2,057	2,061	2,053	2,034	2,042	2,007	1,967	1,954	1,920
たんぱく質	総量	(g)	78.9	79.2	80.2	80.2	79.5	81.5	80.5	78.9	73.4	71.5
	動物性	(g)	40.1	41.7	42.4	42.7	42.2	44.4	43.9	42.8	39.9	38.3
	植物性	(g)	–	–	–	–	–	–	–	–	–	–
脂質	総量	(g)	56.6	58.3	58.9	58.0	58.1	59.9	59.3	57.9	55.3	54
	動物性	(g)	27.9	28.0	28.3	28.4	28.3	29.8	29.7	29.0	27.2	27.1
炭水化物		(g)	295	289	290	288	285	280	273	269	274	270
無機質	カルシウム	(mg)	551	524	540	541	537	585	579	575	550	543
	リン	(mg)	–	–	–	–	–	–	–	–	1,057	1,022
	鉄	(mg)	10.7	11.1	11.4	11.2	11.2	11.8	11.6	11.5	8.2	8.4
	ナトリウム（食塩換算）	(g)	12.1	12.2	12.2	12.9	12.8	13.2	12.9	12.6	11.5	11.2
ビタミン	A	(IU)	2,169	2,596	2,687	2,685	2,603	2,840	2,832	2,803	981(μgRE)	922(μgRE)
	B₁	(mg)	1.35	1.29	1.26	1.26	1.22	1.22	1.19	1.18	0.89	1.43
	B₂	(mg)	1.26	1.32	1.36	1.35	1.34	1.47	1.43	1.43	1.22	1.77
	C	(mg)	124	115	123	113	117	1.35	135	129	106	120

栄養素			17年	19年	21年	23年	25年	27年	29年	令和元年
エネルギー		(kcal)	1,904	1,898	1,861	1,840	1,873	1,889	1,897	1,903
たんぱく質	総量	(g)	71.1	69.8	67.8	67.0	68.9	69.1	69.4	71.4
	動物性	(g)	38.3	38	36.3	36.4	37.2	37.3	37.8	40.1
	植物性	(g)	–	–	–	–	–	–	–	–
脂質	総量	(g)	53.9	55.1	53.6	54.0	55.0	57.0	59.0	61.3
	動物性	(g)	27.3	27.7	27.0	27.4	28.1	28.7	30.0	32.4
炭水化物		(g)	267	264.1	260.2	255.1	258.6	257.8	255.4	248.3
無機質	カルシウム	(mg)	546	531	512	507	504	517	514	505
	リン	(mg)	1,018	1,000	970	954	978	990	988	1,007
	鉄	(mg)	8.1	7.9	7.8	7.5	7.4	7.6	7.5	7.6
	ナトリウム（食塩換算）	(g)	11.0	10.6	10.3	10.1	9.8	9.7	9.5	9.7
ビタミン	A	(μgRE)	604	615	536	532	516	534	519	534
	B₁	(mg)	1.44	1.43	1.56	1.49	0.85	0.86	0.87	0.95
	B₂	(mg)	1.42	1.46	1.44	1.46	1.13	1.17	1.18	1.18
	C	(mg)	124	113	121	110	94	98	94	94

注）
1. 昭和30～33年のビタミンAの（ ）内の数値はそれ以前の数値と対比するためカロチンの価をそのままビタミンAに加えた数値である
2. RE：レチノール当量．H.17より栄養素等摂取量の算出に使用されている「五訂増補日本食品標準成分表」ではレチノール当量の算出式が変更されている．
3. 昭和21～23年は全国集計が行われていないので市部，郡部別の成績を算術平均して掲げたものである．
4. 平成12年までの栄養量は調理による損耗を考慮していない．平成13年からは調味を加味した数値となっている．
5. 栄養量個々の数値は，昭和29年3月食品成分表の改訂が行われたので，昭和30年度の成績からその影響が現れ，とりわけ鉄の数値が急減しているのはそのためである．
6. 昭和38年度までは年4回の調査が行われ，昭和39年度以降年1回調査となる．5月と11月では季節的に摂取傾向が異なるので，注意が必要である．（上記のうち5月実施は昭和43，45年度，その他は11月実施．）
7. 成人換算率とは性，年齢，労作強度等栄養所要量の異なる調査対象条件を標準化するために成人男子（20～29歳）の栄養所要量を基準（1.000）として示したもの．
8. 昭和21・22年は「食品栄養価要覧」，23～29年は「日本食品成分表」，30～38年は「改訂日本食品標準成分表」，39～49年は「三訂日本食品標準成分表」による．なお，昭和50～平成12年は「四訂日本食品成分表」により算定し直した値であり，したがって当初に算定した値とは若干異なっている．平成13～16年は「五訂日本食品標準成分表」，平成17年以降は「五訂増補日本食品標準成分表」による．
9. 平成15年以前は「国民栄養調査」であったが それ以降は健康増進法に基づき，調査を拡充して「国民健康・栄養調査」へと変更になった．
10. 平成23年においては東日本大震災の影響で岩手県，宮城県および福島県を除く．
11. 平成24年以降，強化食品および補助食品からの摂取について把握していない．

公衆栄養学臨地実習レポート BOOK

2010 年 4 月 1 日　1 版 1 刷	©2023
2018 年 3 月 31 日　2 版 1 刷	
2023 年 3 月 31 日　3 版 1 刷（改題）	

編　者
や ざわあや か　　　おおにしさと み
矢澤彩香　　大西智美

発行者
株式会社 南山堂　代表者 鈴木幹太
〒113-0034　東京都文京区湯島 4-1-11
TEL 代表 03-5689-7850　　www.nanzando.com

ISBN 978-4-525-63373-8

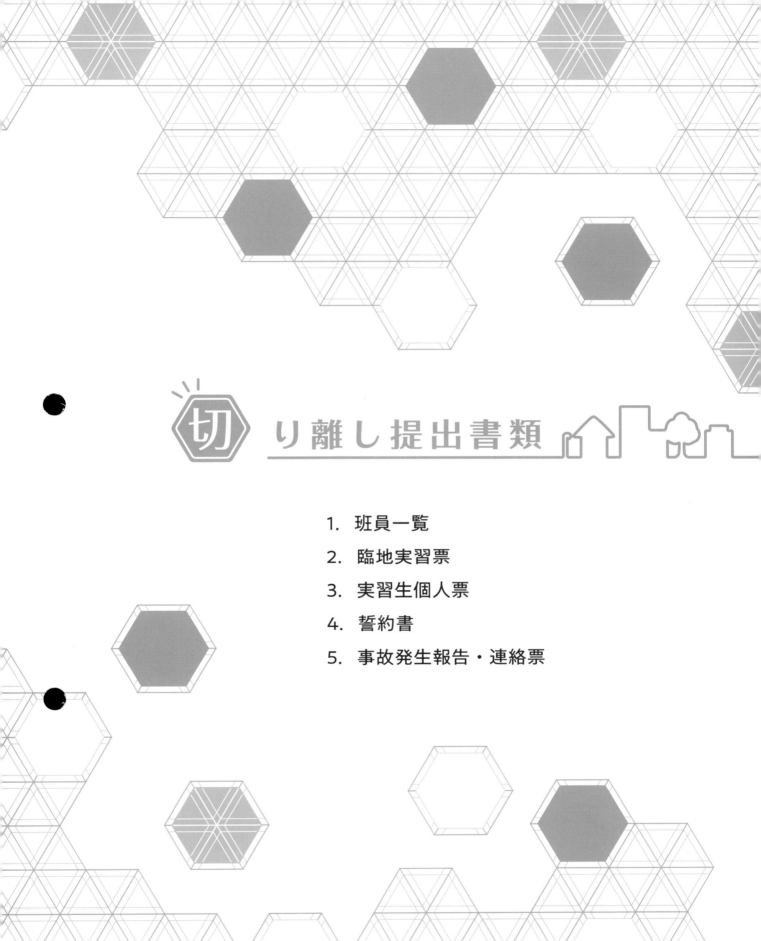

切り離し提出書類

班員一覧

保健所名（保健センター名）

班長氏名

携帯電話番号　　　　　　　　メールアドレス

配属学生氏名	実習先までの経路
○○ ○○	（記入例）自宅 → ○○駅 → ○○○駅 → ○○○保健所 　　　　　徒歩　　　○○電鉄　　　徒歩

臨地実習票

学籍番号	
氏　名	
生年月日	年　　　　　月　　　　　日
施設名	
所在地	
実習期間	年　　　月　　　日　〜　　　月　　　日
実習延時間数	時間
実習指導担当者 （管理栄養士）	印
担当教員	印
特記事項	

大学名（　　　　　　　　　　　　　　　　）

実習生個人票

大学名（　　　　　　　　　　　）

フリガナ		学籍番号	
氏　名		学　年	

写真貼付

3 × 4 cm

上半身・脱帽・正面
（裏に番号，名前を書くこと）

実習施設名	
健康状態	
取得予定資格	

実習に臨むに当たって

1. 実習の目的

2. 私にとっての実習の意義

3. 実習の具体的達成課題

4. 実習前学習の内容

自己アピール

備　考	加入保険の種類，内容

年　　　月　　　日現在

誓　約　書

_____　（保健所長・保健センター長）

_____　様

　今般貴所で実習するにあたり、実習において知りえた秘密を
他人に漏洩せず、また私的に流用しないことを誓約いたします。

　　　　　　　　　　　　　　　　　　年　　月　　日

　　　　　　　　　　　　　　　　　　　　　　　　　㊞
　　　　　　　　　　　　　　_____

事故発生報告・連絡票

実習施設名	
実習生氏名	
事故発生日時	
場　　所	

事故の内容・状況，対応・処置など

実習指導担当者署名　　　　　　　　　　　　　　　　　　　　　　　　　㊞

- 実習生が記入し，実習指導担当者に提出すること．
- 事故に対する対応後はすみやかに大学へ連絡すること．
- 実習指導担当者へのお願い
  内容をご確認の上，署名捺印していただき，実習生に持ち帰らせてください．

実習ワークシート

公衆栄養学臨地実習

レポート BOOK

実習施設名 _____

実習期間

自　　　年　　　月　　　日
至　　　年　　　月　　　日

学校名 _____

学籍番号 _____

氏名 _____

写真
（3 × 4cm）

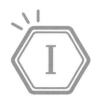 基本事項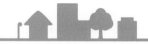

1. 実習予定

2. 実習先一覧

3. 実習先の地図

4. 提出する書類などの締め切り

① 実習予定

*ここに実習先より示された実習予定を貼りつけましょう

② 実習先一覧 ————————————————

*ここに大学より示された実習先一覧を貼りつけましょう

実習先の地図

*実習先の地図をウェブサイトより見つけてプリントアウトし，貼りつけましょう

提出する書類などの締め切り ————————

1) 実習先へのお礼状（お礼状の例は第3章 p.20 を参照）

①各実習先で必要数，連名で作成する．

②具体的な内容を記載し，心のこもったものになるよう班員全員で考えること．

③文面は汚れがなく，きれいな状態で担当教員へ提出すること．

④誤字・脱字には注意を払うこと．

⑤手書きとする．

> 締め切り　　　月　　　日　　　時　　　担当教員　　　　　　まで

2) 実習のまとめの作成・提出

①実習全体を通して学んだこと，反省，感想などをまとめる．

② Microsoft Office Word（ワード）で作成する．游明朝，10.5 ポイントで 1,000 ～ 1,200 字程度，A4 用紙 1 枚にまとめる．

③題名は「例；○○県○○保健所（○○市保健センター）実習の反省・感想」（游明朝，太字，12 ポイント）とする．

④学籍番号，氏名を③の右下に記載する（游明朝，太字，11 ポイント）．

⑤デジタルデータを担当教員の指定するアドレスまで送信する．件名に氏名，実習先名を記し，添付書類として送信すること．

> 締め切り　　　月　　　日　　　時　　　担当教員　　　　　　まで

3) 実習報告書の作成・報告

実習報告書を作成し，班全員で報告に来ること．

> 締め切り　　　月　　　日　　　時　　　担当教員　　　　　　まで

4) 本書（実習ワークシート）の提出

①配布された資料などをすべてはさみ込んだ上で提出すること．資料の量が多い場合は別途ファイルを用意すること．

②課題発表時の原稿なども提出すること．

> 締め切り　　　月　　　日　　　時　　　担当教員　　　　　　まで

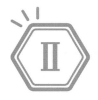

〈Ⅱ〉 事前学習用ワークシート

1. 実習施設および管内地域社会の概要
   1) 実習施設（ワークシート①）
   2) 管内地域社会（ワークシート②）

2. 臨地実習における事前課題（ワークシート③）

3. 事前チェック（ワークシート④）

＊保健所管轄区内に複数の保健センターがある場合は別紙に作成しましょう

1. 実習施設

ワークシート① ［記入例］

施設名	大阪府△△保健所
施設長名	山田　○郎（保健所長）
指導責任者名	木村　△子（管理栄養士）
施設所在地 （アクセス）	〒5××-00 △△　　××市◆◆町1丁目5番5号（××ビル） 地下鉄谷町線「××駅」1番出口より400メートル（徒歩5分）
電話番号	06-69 ◆◆ - △△ 11
主な業務内容	保健所内には，企画調整課，衛生課，地域保健課，生活衛生室がある． 各課の業務内容は下記の通りである． 企画調整課 —— 企画調整，医事，健康づくり，広域栄養指導などに関する業務 ・企画調整：保健所事業の企画立案，計画策定，総合調整，保健・福祉・医療に係る 　計画策定・企画調整，研修・人材育成健康づくり，保健・福祉・医療に係る情報収集， 　調査，分析，市町村，関係団体との調整など ・医事：病院，診療所などの開設手続き，医療従事者の免許手続き，医療相談など ・健康づくり：・・・・・ 地域保健課 —— ・・・・・ ポイント 保健所で行われている業務について調べましょう．どのような課があって，具体的に何が行われているのかなど，わかりやすく整理しましょう．保健所のウェブサイトなどから，そのまま書き写すのではなく，自分が理解できるように，また他者が読んでもわかるようにまとめましょう．図や表などを用いてもよいでしょう．実習期間中に新たに得た情報があれば，追記しましょう．
その他 特記事項 （地域の健康増進計画等，地域で実施されている食育イベントなど）	・××市健康増進計画（××市食育推進計画）：○年から5年計画で実施中である ・高校生を対象にした食育活動が○年から継続的に実施されている ・特定給食研究会が定期的に開催されている ・地域活動栄養士会との協働体制が整っている ・保健所のロビーには，食育媒体が展示されている

ワークシート①

施設名	
施設長名	
指導責任者名	
施設所在地 （アクセス）	
電話番号	
主な業務内容	
その他 特記事項 （地域の健康増進 計画等，地域で実 施されている食育 イベントなど）	

2. 管内地域社会

ワークシート② ［記入例］

所管区域の 市町村名	××市，○○市，◆◆市		
人 口	××市：143,251 人， ○○市：85,000 人， ◆◆市：68,000 人	**合 計**	
		296,251　人	
面 積	××市：11.43km^2， ○○市：8.35km^2， ◆◆市：9.73km^2	**合 計**	
		29.51　km^2	
地域の特色 （地形，気候，産業，人口構成，交通機関，社会資源，文化などを記載する）	**（地形，気候，産業，人口構成）** ・大阪市に隣接し，そのベッドタウンを形成する衛星都市の１つであり，大阪都市圏における都市雇用圏の中心に含まれる地域である．年少人口の割合は 0.5％減，生産年齢人口の割合は 4.0％減，老齢人口の割合は 4.7％増加となっており，少子高齢化が進んでいる． ・××市の北部地域の山間部では，寒さが厳しいが，それ以外の地域は年間を通して住みやすい気候のところが多い． ・低湿地帯であるため，古くから，農業と綿業が盛んな地域として知られ，蓮根や大根づくりが盛んである．商品としては「◆◆玉ねぎ」「○○木綿」が有名である． ・××市には△工業株式会社が，○○市には×◆工場があり，外国人労働者の数も多い． **（交通機関）** ・××市：近鉄大阪線がＡ駅からＢ駅まで通っている．ＪＲ大和路線Ｂ駅もあり，中心部から隣接する○○市まで，市営バスが運行している．ベッドタウンの最寄駅であるＢ駅からは大阪市内まで直通の特急がある．山間部には公共交通機関がないため，住民の移動手段は主に自家用車である． ・○○市：近鉄大阪線Ｃ駅とＤ駅があるが，電車が通っている地域は○○市の南部のみであり，それ以外の地域は市営バスが運行している． ・◆◆市：ＪＲ大和路線Ｄ駅からＦ駅まで通っている．Ｆ駅からは市営バスでＧ町へ行くことができる．高速道路が市の中心部から臨海部まで通っている． **（社会資源）** ・保健・福祉・健康増進に関わる施設がそれぞれの市にある．（○○保健センター，××スポーツセンター，▽▽老人福祉センター，◆◆子育て支援センター，□□病院，図書館） ・◆◆市は，北部が学園都市になっており，△△大学，○×高校のほか，専門学校や幼稚園なども点在している．Ｄ駅から△△大学までの間には，飲食店が多く存在する． **（文化）** ・○○祭りが有名で，地域が祭りの行事でまとまる．		
その他 特記事項	・○○大根（なにわの伝統野菜）を利用したお弁当がサービスエリアで販売中である． ・農業まつりが毎年 10 月下旬に開催されている． ・エコフェスタ市民文化祭が 11 月頃にあり，多くの地域住民が参加する． ・昨年度，台風の被害をうけた地域がある． ・○×市は，世界３都市と姉妹・友好都市提携を行っており国際交流もさかんである． ポイント 上記以外に気づいたことを記しましょう		

所管区域の 市町村名		
人 口		合 計
面 積		合 計
地域の特色 （地形，気候，産業， 人口構成，交通機 関，社会資源，文 化などを記載する）		
その他 特記事項		

臨地実習における事前課題 ————————

*実習先から出された事前課題を実施しましょう.
　課題が2つ以上ある場合は次のページも利用してください.

ワークシート③

課題の内容（対象者や場面などを具体的に記載する）
完成イメージ（何を使って作成するか，どのようなものにするかなど，班のなかで相談した内容を整理して記入する）
課題作成計画（いつまでに何をするか決める．分担する場合は，担当者も決める）
• いつまでに
• 何をするか（誰が）

ワークシート③

課題の内容（対象者や場面などを具体的に記載する）
完成イメージ（何を使って作成するか，どのようなものにするかなど，班のなかで相談した内容を整理して記入する）
課題作成計画（いつまでに何をするか決める．分担する場合は，担当者も決める）
・いつまでに
・何をするか（誰が）

③ 事前チェック

ワークシート④

[評価尺度] 3：できた　2：あまりできなかった　1：まったくできなかった

	チェック項目	評　　価
1	管理栄養士養成課程における臨地実習の意義を理解しているか	3・2・1
2	管理栄養士養成課程における臨地実習の目的を理解しているか	3・2・1
3	実習先における個人情報や守秘義務について理解しているか	3・2・1
4	実習先の地域研究（人口，産業，地理的条件など）はできたか	3・2・1
5	実習先の所轄（担当地域）の健康状況などを調べたか	3・2・1
6	関係法規（健康増進法など）の復習はできたか	3・2・1
7	健康増進の諸施策や栄養政策の復習はできたか	3・2・1
8	実習先の行政栄養士の役割を理解しているか	3・2・1
9	実習先への交通手段と所要時間を確認したか	3・2・1
10	実習への自己の課題は設定したか	3・2・1
11	自己の課題について達成目標を設定したか	3・2・1
12	自己の健康管理を行って実習に臨めるか	3・2・1
13	本書および参考の図書を熟読したか	3・2・1
14	事前課題の調査を実施したか	3・2・1
15	事前課題について，各班内で調整ができたか	3・2・1
16	緊急時の連絡先や班員内の連絡網を確認したか	3・2・1
17	現時点で困っていること，わからないことについては担当教員に聞いたか	3・2・1

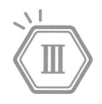 実習記録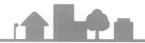

第1日目	第2日目	第3日目
・実習記録	・実習記録	・実習記録
・記録用紙	・記録用紙	・記録用紙

第4日目	第5日目	第　日目
・実習記録	・実習記録	・実習記録
・記録用紙	・記録用紙	・記録用紙

実習記録（第1日目） ─────────────

実習施設名	指導者氏名	実習生氏名

実習日時	年　月　日　曜日	自　時　分 至　時　分

<table>
<tr><td rowspan="2">実
習
内
容
・
感
想
・
反
省</td><td>・内容（具体的に）</td></tr>
<tr><td>・感想・反省</td></tr>
</table>

	実習生の自己評価	評　価
1	積極的かつ自主的に行動できたか	A・B・C・D
2	時間や守秘義務を守れたか	A・B・C・D
3	謙虚な態度で実習に臨めたか	A・B・C・D
4	挨拶や返事などの意思表示ができたか	A・B・C・D
5	身じたくや持ちものは適切であったか	A・B・C・D

［評価尺度］A：よくできた　B：できた　C：あまりできなかった　D：まったくできなかった

コメント

記録用紙 ——————————————————————————

*実習内容の記録をつけましょう

実習日時：　　　　　　年　　　月　　　日　　　曜日
　　　　　　　　　　　時　　　分～　　時　　　分

記録用紙
*実習内容の記録をつけましょう

（つづき）

実習記録（第2日目）

実習施設名	指導者氏名	実習生氏名

実習日時	年　　月　　日　　曜日	自　　時　　分 至　　時　　分

実習内容・感想・反省

• 内容（具体的に）

• 感想・反省

	実習生の自己評価	評　価
1	積極的かつ自主的に行動できたか	A・B・C・D
2	時間や守秘義務を守れたか	A・B・C・D
3	謙虚な態度で実習に臨めたか	A・B・C・D
4	挨拶や返事などの意思表示ができたか	A・B・C・D
5	身じたくや持ちものは適切であったか	A・B・C・D

［評価尺度］A：よくできた　B：できた　C：あまりできなかった　D：まったくできなかった

コメント

記録用紙

＊実習内容の記録をつけましょう

実習日時：　　　　　年　　　月　　　日　　　曜日
　　　　　　　　　　時　　　分〜　　　時　　　分

（つづき）

実習記録（第3日目）

実習施設名	指導者氏名	実習生氏名

実習日時	年　月　日　曜日	自　時　分 至　時　分

実習内容・感想・反省

・内容（具体的に）

・感想・反省

	実習生の自己評価	評　価
1	積極的かつ自主的に行動できたか	A・B・C・D
2	時間や守秘義務を守れたか	A・B・C・D
3	謙虚な態度で実習に臨めたか	A・B・C・D
4	挨拶や返事などの意思表示ができたか	A・B・C・D
5	身じたくや持ちものは適切であったか	A・B・C・D

［評価尺度］A：よくできた　B：できた　C：あまりできなかった　D：まったくできなかった

コメント

記録用紙 ──────────

＊実習内容の記録をつけましょう

実習日時：　　　　年　　　月　　　日　　　曜日
　　　　　　　　　時　　　分〜　　時　　　分

記録用紙

（つづき）

実習記録（第4日目）

実習施設名	指導者氏名	実習生氏名

実習日時	年　　月　　日　　曜日	自　　時　　分 至　　時　　分

実習内容・感想・反省

・内容（具体的に）

・感想・反省

	実習生の自己評価	評　価
1	積極的かつ自主的に行動できたか	A・B・C・D
2	時間や守秘義務を守れたか	A・B・C・D
3	謙虚な態度で実習に臨めたか	A・B・C・D
4	挨拶や返事などの意思表示ができたか	A・B・C・D
5	身じたくや持ちものは適切であったか	A・B・C・D

［評価尺度］A：よくできた　B：できた　C：あまりできなかった　D：まったくできなかった

コメント

記録用紙

*実習内容の記録をつけましょう

実習日時：　　　　　年　　　月　　　日　　　曜日
　　　　　　　　　　時　　　分〜　　時　　　分

記録用紙

（つづき）

実習記録（第5日目）

実習施設名	指導者氏名	実習生氏名

実習日時	年　月　日　曜日	自　　時　　分 至　　時　　分

実習内容・感想・反省	・内容（具体的に） ・感想・反省

	実習生の自己評価	評　価
1	積極的かつ自主的に行動できたか	A・B・C・D
2	時間や守秘義務を守れたか	A・B・C・D
3	謙虚な態度で実習に臨めたか	A・B・C・D
4	挨拶や返事などの意思表示ができたか	A・B・C・D
5	身じたくや持ちものは適切であったか	A・B・C・D

［評価尺度］A：よくできた　B：できた　C：あまりできなかった　D：まったくできなかった

コメント

記録用紙 ————————————————————————————

*実習内容の記録をつけましょう

実習日時：　　　　　年　　　月　　　日　　　曜日
　　　　　　　　　　時　　　分〜　　時　　　分

（つづき）

実習記録（第　日目）

実習施設名	指導者氏名	実習生氏名

実習日時	年　　月　　日　　曜日	自　　時　　分 至　　時　　分

実習内容・感想・反省

・内容（具体的に）

・感想・反省

	実習生の自己評価	評　価
1	積極的かつ自主的に行動できたか	A・B・C・D
2	時間や守秘義務を守れたか	A・B・C・D
3	謙虚な態度で実習に臨めたか	A・B・C・D
4	挨拶や返事などの意思表示ができたか	A・B・C・D
5	身じたくや持ちものは適切であったか	A・B・C・D

[評価尺度] A：よくできた　B：できた　C：あまりできなかった　D：まったくできなかった

コメント

記録用紙

*実習内容の記録をつけましょう

実習日時：　　　　　年　　　月　　　日　　　曜日
　　　　　　　　　　時　　　分〜　　時　　　分

記録用紙

（つづき）

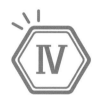 事後学習用ワークシート

1. 実習報告書（ワークシート⑤）

2. 事後チェック（ワークシート⑥）

① 実習報告書 ―（　　　　）年度 ――――――

＊実習施設先での様子，実習前後を振り返り具体的に記しましょう

実習施設名

ワークシート⑤

1）実習内容（毎日の流れ，時間，見学先，実習先から出された課題など）

2）課題の実施状況

①課題発表までの流れ，工夫したことなど
（例：7月頃，個人で情報収集，8月○日班員で情報交換，9月○日媒体作成，最終リサーチ…）

②実習中に与えられた課題をどのように実施したか（ある場合のみ記載）

3）実習先からのアドバイス

4）実習指導担当者，他職種職員，施設利用者などから質問されたこと

5）実習中にお世話になった方のお名前

6）大学の事前オリエンテーションで知らせてほしかったこと

7）事前学習や準備をしておくべきだったこと

8）必要となった持ちもの（持っていったほうがよかったもの）

　　＊実習施設からお借りしたものがあればその旨記載すること

9）職場の雰囲気，交通の便などについて気づいたことや感想

事後チェック

ワークシート⑥

	チェック項目	評　価
1	保健所・保健センターの行政栄養士の役割を理解できたか	3 ・ 2 ・ 1
2	臨地実習の目的にそった実習ができたか	3 ・ 2 ・ 1
3	実習先における個人情報や守秘義務を守れたか	3 ・ 2 ・ 1
4	実習先の地域について（人口，産業，地理的条件など）把握できたか	3 ・ 2 ・ 1
5	実習への自己の課題をクリアしたか	3 ・ 2 ・ 1
6	課題に意欲的に取組んだか	3 ・ 2 ・ 1
7	課題について各班内で十分に意見交換ができたか	3 ・ 2 ・ 1
8	自己の健康管理を行って実習に臨めたか	3 ・ 2 ・ 1
9	ワークシートは完成させたか	3 ・ 2 ・ 1
10	お礼状を丁寧に書き，担当教員へ提出したか	3 ・ 2 ・ 1
11	遅刻，欠席をせずに実習を受けられたか	3 ・ 2 ・ 1
12	実習中の集合時刻などを守り，規律正しく実習を受けられたか	3 ・ 2 ・ 1
13	質問すべきところで質問することができたか	3 ・ 2 ・ 1
14	意見を求められたとき積極的に発言できたか	3 ・ 2 ・ 1
15	マナーを守れたか(借りた場所・物品の現状復帰や利用の仕方なども含む)	3 ・ 2 ・ 1
16	挨拶やお礼の言葉をはっきりと心から言うべきときに言えたか	3 ・ 2 ・ 1
17	身だしなみよく，忘れものをせずに受けられたか	3 ・ 2 ・ 1
18	注意されたことを真摯に受けとめ，正すことができたか	3 ・ 2 ・ 1
19	連絡すべき事態があったとき，すみやかに連絡できたか	3 ・ 2 ・ 1
20	担当教員への連絡・相談・報告はできたか	3 ・ 2 ・ 1

[評価尺度] 3：できた　2：あまりできなかった　1：まったくできなかった

1）実習先で評価されたこと （新たに発見したことなど）

2）実習先で指摘されたこと，改善すべきこと （どのように改善したかも記入）

3）この実習で最も学んだと思うこと （印象に残ったこと，今後どのように活かせるかなど）

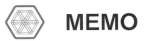 **MEMO**

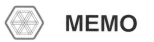 **MEMO** ————————————————————————————————

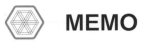 **MEMO**

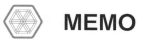 **MEMO**

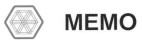 **MEMO**